女人不发胖、容颜好、不生病，
化瘀通络是关键

张鹤瑶◎著

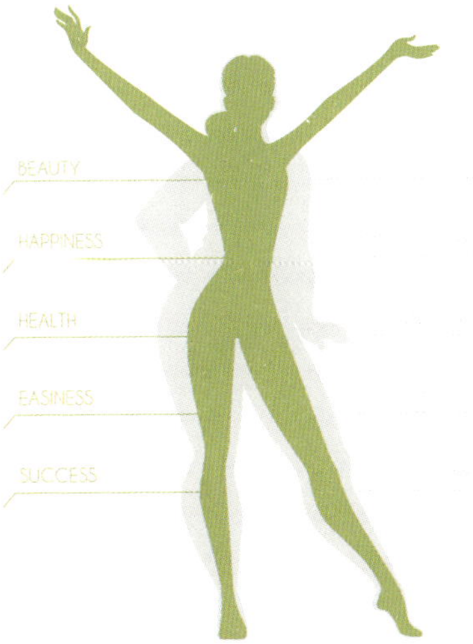

江苏凤凰科学技术出版社　博集天卷 CS-BOOKY

女人不发胖
化瘀通络是关键

赶走肚子上的“游泳圈”
补脾减腰茶

准备茯苓、薏米、当归、黄芪各 100 克，将它们磨成粉，然后用热水冲着喝，这么一服可以喝一个月。当归、黄芪能够补气血，气血充足，脾就有足够的动力把淤堵在腰腹部的毒素和浊物排出去，“游泳圈”自然就消失了。

根治身体内毒素太多导致的瘀胖
补泻穴位按摩法

用泻法点天枢穴（肚脐眼旁开 2 寸）、滑肉门穴（天枢穴往上 1 寸），用补法点关元穴（肚脐眼下 3 寸），早中晚各点 3 次，每次点到穴位发胀、发酸为止。这 3 个穴位都位于腹部，泻法点穴时，点住穴位往下微推，让气往下走，力量稍微使大一点，但以自己能承受为宜；补法相反。

攻克小圆脸
轻柔刮脸操

每天早晚彻底清洁脸部、涂抹护肤品之后，将食指弯曲，以两只手食指的第二关节轻轻地刮脸，起到按摩和提拉功效。刮脸的手法要轻，顺着九条路线（下巴正中到耳垂，嘴角到耳中间，人中到耳朵上方，鼻翼旁到太阳穴，下眼袋到太阳穴，上眼皮到太阳穴，眉头到眉梢，印堂到太阳穴，额正中到太阳穴），要注意从下往上刮，切忌来回刮。

之后用3根手指的指腹沿着下颌轮廓按压，用大拇指向上提拉按压，去除法令纹，同时按摩颈部来疏通喉咙下方堵塞问题。

最后用食指和中指夹住耳朵，按摩耳部周围的肌肉。

甩出体内的垃圾
排毒通瘀汤

用香附、苍术、川芎、栀子各20克，冰糖50克，水1.8升一同放入砂锅中浸泡1个小时。然后放在炉灶上大火烧开后，小火慢炖45分钟。等到汤凉凉之后，过滤，弃掉滤渣，将汤水放入冰格中冰冻。每天早晚拿出两块排毒通瘀汤的冰块，用滚烫的开水冲泡就可以了。简单方便，真正让女人全身无瘀，身轻如燕。

女人容颜好
化瘀通络是关键

不做黄脸婆

七白面膜

由白术、白芍、白及、白蔹、白茯苓、白芷等六种纯中药磨粉，各取一勺与白珍珠粉混合加水搅拌成糊状，涂在脸上，待 20 分钟后洗净。

祛除黑眼圈

中药外敷法

就像贴眼贴膜一样：用红花、赤芍、田七、川芎适量，煎成浓汁，凉凉后，先反复涂抹药汁，轻拍至吸收，然后用棉片蘸上药汁敷眼周，外面覆盖一层保鲜膜，敷 20 分钟后洗净就可以了。

消灭面部斑点

穴位去斑法

攒竹穴：攒竹穴位于面部，眉头内侧边缘的凹陷中，说通俗一点，眉毛生长的起点就是攒竹穴的位置。按摩双眉头凹陷处攒竹穴，能防治面部斑点。

太阳穴：太阳穴位于头部侧面，眉梢和外眼角中间向后约一横指凹陷处。按摩双侧太阳穴有促进皮肤新陈代谢、淡化斑点的效果。

血海穴：血海穴是生血和活血化瘀的要穴。用掌心盖住患者的膝盖骨（右掌按左膝，左掌按右膝），五指朝上，手掌自然张开，大拇指端下面便是此穴。午饭前按双腿血海穴，有利于祛除脸上雀斑。不过要注意孕产妇及经期不可按揉。

消灭痘痘

神奇祛痘膜

用白及、白芷、白蔹、野菊花各 50 克，芦荟 100 克，绿豆粉 200 克，全部打粉后混合，每次取一勺加入纯牛奶浸泡 5 分钟，即可敷用。一星期一次，每次 15 分钟。

女人不生病
化瘀通络是关键

缓解气虚血瘀便秘

补阳还五汤

用黄芪 120 克，当归 6 克，赤芍 5 克，川芎、红花、桃仁各 3 克，磨成粉，用开水冲服，每天早晚各一次，每次一汤匙的量即可。具有补气、活血、通络的功效。

调理肝郁气滞、痰瘀血结型乳房肿胀

活血散结汤

香附 9 克，青皮、陈皮各 6 克，当归 12 克，白芍 12 克，川芎 12 克，桃仁 10 克，红花 10 克，橘叶、橘络各 5 克，磨成粉后用开水冲服，每天早晚各一次，每次一汤匙的量即可。

缓解头痛

头痛灵浆

用菊花9朵，合欢花1盐勺，黄芪18片，炒熟的薏米36粒，磨成粉，用开水冲服，每天早晚各一次，每次一汤匙的量即可。

赶走失眠

安神助眠汤

酸枣仁 9 克、益智仁 15 克、薏苡仁 15 克、昆布 9 克、桂圆 9 克、山药 15 克、黄精 15 克、玉竹 9 克，磨成粉，用开水冲服。

化瘀就要细水长流

妇科养血第一方：桃红四物汤

当归 9 克，川芎 6 克，熟地 12 克，炒白芍 10 克，红枣 5 颗切开，红糖少许，桃仁、红花各 10 克，加水煮沸后，再煮 15 分钟即可。一天一剂药，可煮两次，分两次饮用。

远离妇科病
化瘀通络是关键

食疗法保养子宫和卵巢

益寿养宫粥

用去核红枣 20 枚、去心莲子 20 粒、葡萄干 30 粒、干黄豆 30 粒、黑米适量，5 种食物泡一宿，共同煮熟。

乳腺增生并不可怕

健脾通瘀茶

用当归 10 克、白芍 12 克、鹿角胶 10 克、熟地 12 克、香附 10 克、青陈皮各 6 克，磨成粉，放入茶包中，用沸腾的热水冲泡 10 分钟后，饮用。

序

本人年逾花甲，从医数十年，目睹、经历了祖国的医疗发展。原本以为，医院越建越多，规模越来越大，医疗技术越来越发达，病人就会越来越少。

然而，我却无奈地发现，病人反而越来越多。尤其是这几年，我的门诊号每年都预约到一年以后。每每一边在诊室给病人忙碌地治疗，一边不断地有挂不到号的患者，到诊室央求我想办法给他们加号。作为一名大夫，我只有权治病，而无权更改医院的挂号制度。

病人或穿着军大衣，或自带棉被，在挂号大厅冰凉的地上、小躺椅上蜷缩着，整宿整宿地排队挂号。幸运的，或许能挂上号就诊；而很多人，可能排队一个月甚至更久，依然挂不到号。他们要忍受疾病的折磨、排队挂号的疲累和焦虑，承担不菲的食宿和治疗费用……

这一切的一切，让我痛心疾首、扼腕叹息。因为，绝大部分的疾病，都是可以预防的。但广大民众缺乏防病的意识和方法，使无病变有病，小病变大病，给身心和家庭带来困扰。

医院作为给病人提供医疗护理的场所，由于诸多不便，无法及时全面地教授广大朋友预防疾病的方法。我作为一名医生，虽然尽力抽时间给大家讲授防病知识，也通过授课、电视演讲、著书、写论文等方式传播防病养生理念，但毕竟一个人的影响是有限的，不能把自己所知的保养方法传播给更多人，这一直让本人深感遗憾。

怎样让更多的国人，全面地了解预防疾病的方子和方法呢？我想，在自我宣讲的同时，提携后辈，帮扶同道，让更多的人和我一起传承发扬防病养生的知识，才是最好的方法。

有缘拜读了张鹤瑶所著的《不生病的纪律》和《养颜的智慧》，书中阐释传达的防病养生理念，朴素，实用，实乃国人之幸事也。

张鹤瑶摘取《黄帝内经》《神农本草经》《丹溪心法》等古医书中的防病养生精髓，把晦涩难懂的古文，翻译成浅显易懂的现代语言，无私传授给广大热爱健康的人士。让大家能找到自身的淤堵所在，用最简单的方法，对症保养自己及家人的身体。这正是符合中医的整体观和辨证论治两大特色的防病养生宝典。

无病之人，养生可防病；有病之人，积极配合医院的治疗，加上正确的养生，能使治病过程痛苦减轻，疾病更快痊愈。大爱至简，爱，从关心自己和家人的健康开始。

另：每天都有大量的病人从祖国的各个地方，来到北京找我治病，耗时耗财耗精力。我常年参加全国同行业交流大会，其实，全国每座城市，都不乏医术精湛的好大夫。在此，我郑重诚挚地告诉大家，很多的病，不必非要千里迢迢到大城市的大医院治疗，也不必非要挂专家号治疗。在接受当地医生诊疗的同时，结合正确的养生保健方法，大多数病症都可以轻松治愈。

北京同仁医院主任医师　杨　威

2016年3月28日，于北京

体瘀的女人老得快

医学越来越发达，疾病种类和患病的人数却反增不减；养生科普书籍和电视节目遍地开花，大家的身体出现问题，依然束手无策或疑惑不解。这种现象让我扼腕叹息的同时，也总是禁不住思考：“为什么？根源在哪里？”

北京同仁医院主任医师杨威曾说过一句话：“现代人享受着现代文明，现代文明造就了现代病。”

我们现在几乎可以足不出户，用一台电脑、一部手机满足一切日常所需。买衣服、买化妆品、买日用品、订餐、订水果蔬菜、请人上门足疗美容……没有他们做不到，只有你想不到。生活的便利，让我们越来越宅，也越来越瘀。

每天窝在家里，连走路都省了，更别说健身了。长期不运动，十二正经经络不通、奇经八脉不畅、气血津液阻滞、五脏六腑淤堵。颈椎病、肩周炎、鼠标手、腰肌劳损、腰椎间盘突出等疾病日益增多，日益年轻化。

每天窝在家里，疏于跟朋友走动交流，喜、怒、忧、思、悲、恐、惊七情无法及时倾诉排解，进一步对身体造成瘀滞。乳房胀痛、乳腺增生、乳腺纤维素瘤、子宫肌瘤、卵巢囊肿、不快乐、患抑郁症者，越来越多，且久治不愈，反复发作。

每天窝在家里，电脑、手机、电视、微波炉、冰箱等各种家电对身体的辐射不能及时发散，身体被现代文明产物带来的辐射所淤堵。偏头痛、高血压、高血脂、高血糖、血黏度高、脑出血、脑梗死、脑血栓患者的队伍愈来愈庞大壮观。

那么，究竟什么是瘀？这两年，大家对一个字应该非常熟悉——霾。瘀，相当于空气中的霾、水中的污垢、交通的堵塞。也就是说在天为霾，在水为污，在路为堵，在体为瘀。

《黄帝内经·素问·阴阳应象大论》曰："天气通于肺，地气通于嗌，风气通于肝，雷气通于心，谷气通于脾，雨气通于肾。"我们生于自然，长于自然，同样，我们也在改变着自然。所以中医一直强调人是一个有机的整体，人和大自然又是一个有机的整体。民间也有俗语："牵一发而动全身。"

我们在赶时间，所以道路拥堵了；我们要眼前利益，所以河水污浊了；我们要实现所谓的理想，所以天空暗淡了；我们的自然变了，所以我们的身体瘀阻了。对利益的追逐，让我们不再单纯。总觉得从前的自己傻傻的，却无法发现自己拥有的幸福，因而无法让自己恬淡安然。

自然永远无法与我们分离对立，它有时只是一面镜子，无心地评判着每个生灵。所有亚健康问题，都是因果。昨天你种下不养生的因，今天你便收货瘀疾的果；今天你种下科学养生的因，明天你便能收获健康和美丽的硕果。

中医讲"百病生于气"。书中的方法，虽能调身，但真正的医者，却希望能帮助患者的灵魂。也许是一种奢望吧！但这种奢望，在中医文化的传承中，却从上古流衍至今。也是化瘀通络的根。也许你胆小怯懦、也许你易冲动欠思考、也许你爱伤感、也许你暴躁不安、也许你害怕交际……这一切都不是你的错，都是淤堵惹的祸。希望你在用食疗方、穴位方、自然疗法方、音乐方等养生方法的同时，随时调整自己的情绪，多结交正能量的人，远离垃圾人，做一个乐观豁达、通达爽朗的人。这样就能让"正气存内，邪不可干"。从源头上让自己跟瘀彻底绝缘。

2015年在写作此书期间，恩师贺普仁仙逝。我悲痛万分，对老人家的敬佩更深一层。直到生命的最终时刻，恩师都在用自己的修为，普济有缘的患者。把自己多年的临床经验，倾囊相传。天地无情，医者仁心。我只是一个医道养生的爱好者和养生防病的传播者，沿袭着前辈的脚步，尽自己的能力和责任，教给大家一些小招数，仅此而已。

本书是养生科普书籍，不是治病教材。如果你生病了，请及时去当地医院，该做的检查、化验、治疗，都要谨遵医嘱认真执行。

化瘀通络，我们一起进行。十年之后、二十年之后、五十年之后…… 愿我们再聚时，依然年轻美丽，健康如昔。记着，鹤瑶姐姐与你们有约！

张鹤瑶

2016年3月28日，于北京

目录

Contents

第一章 十个女人九个瘀

第二章 通则不痛，痛则不通

第三章 女人爱美，靠化妆还是化瘀

第四章 化瘀排毒，赘肉全无身材好

目录

Contents

第五章
经期化瘀，女人每月的必修课

第六章
孕期化瘀，照顾好自己的身体

第七章 日常多排瘀，远离妇科病

第八章 更年期化瘀，健康长寿有保障

目录

Contents

第九章 上工治未病，防瘀有秘诀

第十章 化瘀有术，送给天下爱自己的女人

水做的女人最怕瘀

十女九瘀，看看有没有你

是什么原因导致了身体的瘀

气郁血瘀和寒凝血瘀有何不同

分清心血瘀阻和心气瘀阻

什么样的女人容易瘀

夫妻生活不和谐，也会致瘀

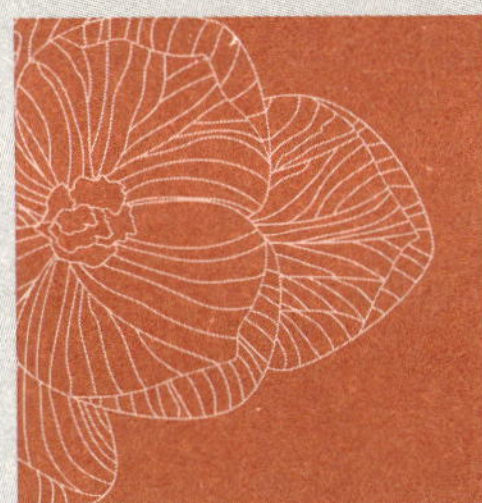

第一章 十个女人九个瘀

女人不发胖、容颜好、不生病，化瘀通络是关键

水做的女人最怕瘀

曹雪芹先生所著的《红楼梦》被列为“中国古典四大名著”之首，其笔下的贾宝玉作为贾府阖家的掌上之宝，终日与家里的女子厮混在一起，爱她们的美丽纯洁，伤她们的薄命悲剧。宝玉有一句经典的良言：“女儿是水作的骨肉，男子是泥作的骨肉。我见了女儿，我便清爽；见了男子，便觉浊臭逼人。”

其实自古就有人把女人比作水，有人把女人的双眸比作秋水，也有人把红颜比作祸水。“女儿是水作的”，虽说是宝玉的一句戏言，却道出了一个亘古不变的真理。女人的确是水做的。女人就像是山涧的河流，潺潺流淌则美丽动人、风情万种，一旦流入深潭，或遇阻隔，则会变成一湾死水。女人想要美丽，永远都离不开补水，更加离不开通畅——水做的女人最怕瘀。

朱熹曾在诗词中写道：“问渠那得清如许，为有源头活水来。”水做的女人之所以会清澈，靠的就是源头的活水。一旦“流水”失去了活力，女人的身体也就跟着没有活力了。

用小王自己的话来形容，她自己就是“特别惜命”。说她到了疑病的程度，也一点都不夸张。只要身体有一点不舒服，她都会把病痛放大，并胡思乱想。也正是因为这个原因，年轻的小王成了医院的常客。

前段时间，小王“大姨妈”来的时候疼得特别严重，基本到了不能站立的地步。以前小王每次“姨妈驾到”的时候，都不会有特别明显的痛感，这也是小王一直开心的事情。既没有痛经带来的生活和工作不便，也代表着自己的身体“棒棒的”。

可是这接连两次的痛经，让小王害怕了。而正巧她又在报纸上看到二十几岁的女孩被卵巢癌夺去了生命的报道，报道里又有专家提醒，卵巢癌前期并没有什么典型的症状，如果女孩子月经不调或痛经就要注意，这让“惜命”的小王害怕了。她整天忧心忡忡的，越想越觉得腹部有隐隐的不舒服感，还有腹部下坠的感觉。后来听小王说，那段时间她根本不能久站，只要站久了腰就会疼，必须马上躺下来休息一会儿才能缓解。在她看来，每一个症状都是卵巢癌的前兆。

那天小王实在不舒服，便跟公司请了假，去医院做了个B超检查，检查结果是没有任何问题。可是小王对这个结果半信半疑，于是就来找我调理。初步了解了她的情况，我断定她为血瘀之证。应该是经期前受了凉，寒凝血瘀，经期气血阻塞，便有了痛经症状。而平日里因为血气不通畅，她才常感疲惫不堪。

而小王之所以如此“惜命”，并不是简单的性格所致，也与血瘀脱不了关系。女人如水，只有一身通畅，才能保持活力，美丽动人。一旦身体有“瘀”，不仅会影响到女人美丽的容颜，导致色斑和皮肤松弛等症状，而且还会给她们的身体造成伤害，严重了还会导致不孕，甚至是子宫或者卵巢病变。

我建议小王可以在经期前喝点山楂红糖水，中医上认为山楂有活血化瘀行气的功效，是血瘀型痛经患者的食疗佳品。可以在经期前几天用山楂泡水或用水煎服。也可以将1斤新鲜的山楂洗净之后，加水用文火熬煮直到山楂熟烂了之后，再加入红糖200克，继续熬煮10分钟左右，直到山楂熬成黏稠的糊状。月经前一个星期左右开始服用，每天早晚各50克左右，直到月经结束后3天左右可以停止服用。可以把这个时间作为一个阶段，连续服用3个阶段症状就会有明显的改善了。

按照我说的，小王坚持喝山楂浆，3个月之后，痛经的症状明显缓解了。最关键的是，她听了我的话，把心放宽，不再像之前那样“疑神疑鬼”，三天两头抛下工作往医院跑，工作上也有了很大的起色。

女人如水，动才能美丽，做一个以水为骨的女人，可一定不能允许自己的身体有任何的“瘀塞”哦！

十女九瘀，看看有没有你

在我国民间有句古话叫作“十女九瘀”，意思就是说十个女人里面有九个是有瘀血的。看到这里，各位女性读者朋友是不是也开始担心了？自己会不会就是这九个当中的一个？还是是那幸运的第十个人？

那么先让我们做一个小测试吧！

1 你的年龄？

0 ~ 13 岁（0 分）

14 ~ 25 岁（1 分）

26 ~ 40 岁（2 分）

41 ~ 60 岁（3 分）

61 岁以上（4 分）

2 你是不是会感到疲劳？

从来不会（0 分）

偶尔会（1 分）

经常会（2 分）

3 你脸上有斑吗？

没有（0 分）

有但是很少（1分）

有而且很多（2分）

④ 你有痛经症状吗？（或者是年轻的时候痛经吗？尚未初潮的未成年女性可自动记作0分）

没有（0分）

偶尔有（1分）

经常有（2分）

⑤ 你有便秘吗？

没有（0分）

偶尔有（1分）

经常有（2分）

⑥ 你会感到腰腹部疼痛吗？

没有（0分）

偶尔会（1分）

经常会（2分）

⑦ 你会手脚冰凉吗？

没有（0分）

偶尔会（1分）

经常会（2分）

⑧ 你会感到胸闷、心悸吗？

没有（0分）

偶尔会（1分）

经常会（2分）

⑨ 你会感到心情郁闷、难以舒畅吗？

没有（0分）

偶尔会（1分）

经常会（2分）

⑩ 你会腹泻吗？

没有（0分）

偶尔会（1分）

经常会（2分）

算出你的总得分，根据得分来判断你身体有“瘀”的概率：如果得分为0～5分，那么有“瘀”的概率小于10%；如果得分为6～10分，那么有“瘀”的概率为30%左右；如果得分为11～15分，那么有“瘀”的概率为50%左右；如果得分在16分以上，那么有“瘀”的概率就大于80%了。

十个女人九个都有瘀，这话一点都不夸张。一旦有瘀，就会给身体、生活和工作带来不必要的困扰。不过作为食物链最顶端的生物，大自然在赋予我们聪明的大脑的同时，也赋予我们聪明的身体。一旦身体的气、血出现（郁）瘀堵，我们的身体就会立刻发出信号，女性朋友们也要学会捕捉这些容易忽略的信号。

中医诊病的时候讲究“望、闻、问、切”，而“望”位于四法之首，这也是中医的神奇所在。不用开口只要“望”一下，就能判断身体的毛病究竟出在哪儿。就以我们的面部为例，我们都说人的面部其实是身体的一个缩影，五脏六腑、四肢都在人的面部有相对应的部位。中医上有句话叫作“面部有斑，则体内必有瘀”，意思也就是说，如果你脸上长了色斑，如黄褐斑、雀斑、蝴蝶斑、日晒斑、妊娠斑、辐射斑等，只要是斑，都可能预示着你的身体里头有瘀血。气血不足、气滞血瘀、经络脏腑功能失调是造成脸上长斑的重要原因。

如果各位女性朋友最近发现自己脸上那恼人的斑点越来越多，就一定要注意排瘀了。不仅如此，如果最近发现自己经常疲劳、腰腿疼痛，最关键的是原本相安无事的“大姨妈”突然“任性”起来了，就像我在上一小节提到的小王一样，那么就要提防身体里面是不是有地方“堵”了。除了身体的疼痛之外，看似无关紧要的不正常排泄（腹泻或便秘），也可能是身体有“瘀”的一个征兆。

不过听我这么说，女性朋友们也不用过分紧张到草木皆兵的地步，身体有“瘀”其实也不算摊上什么大事了。只要平时在饮食和生活作息上多加注意，再加上中医的调理，并保持乐观向上的心态，身体的瘀堵也可以很快消除。

我们的身体是非常聪明的，一旦内部发生了瘀堵，就会马上亮起信号灯。聪明的女人们，一旦发现了上述的症状，可不要马虎大意地放过哦！只有及时地调理，女性朋友们才能更加美丽！

是什么原因导致了身体的瘀

根据上一节的小测试，大家是不是对自己的身体状况有了一个大致的了解呢？这个时候很多女性朋友不免会有疑问，为什么瘀证在女性朋友中如此高发呢？到底是什么原因造成了我们身体的瘀？

想要了解这个问题，我们先来说说什么是瘀。瘀这个东西，在中医上来讲就是“郁”，也就是郁闷的郁。所谓的“瘀证”实际上也叫“郁证”，这在中医上是有专门的一个门类的。《黄帝内经》把郁证分为五种，从“金木水火土”五个方面来分类，后来朱丹溪在由其门人所整理的《丹溪心法》中又把郁证分为六郁。

造成瘀证的原因有很多，总体来说可以分为气血不畅、寒热不当、外伤致瘀三种。下面我们就具体来聊一聊这些导致我们身体瘀证的罪魁祸首。

○罪魁祸首一：气血不畅

一次和一个朋友交谈的时候，我做了这样一个比喻。我们的身体就像一座城市，五脏六腑是这座城市的高楼大厦，而血管、经络则是这座城市的交通道路。城市运作正常与否、发展繁荣与否，都与这座城市的交通顺畅与否分不开。一旦血管和经络的气血不畅，我们的身体这座城市的道路交通就会发生拥堵，也就是发生我们所说的身体的瘀证。我们体内的血液是不能自己运行的，需要在气的推动下才能通过经络和血管运行到全身各处，来发挥它的濡养功能。中医有云“气行则血行，气滞则血瘀”，如果气虚或者是气滞了，气不足甚至是没有了气，血液也无法循环流通。气血不通畅，我们的身体自然就有了瘀证。

○罪魁祸首二：寒热不当

我们身体的气血之所以能够运行不息、畅通无阻，主要靠的就是阳气的推动，而寒气是起到收引作用的，如果身体受了寒气入侵，阳气就会受损，就会使气血阻滞造成瘀证。看过我的书的女性朋友都不难发现，我经常告诫女性朋友千万不能让自己受凉。身体受了凉，那可真是不得了了，一些疾病，像风湿性关节炎、血栓闭塞性脉管炎等就会找上你。对女性来说最明显的后果就是每个月的那几天，“大姨妈”可是会一直折磨你。尤其是在经期前和经期那几天最忌讳生冷食物。我们的身体很娇贵，凉不得也热不得。热气如果侵入了我们的身体，会使身体的津液“蒸发”，血液就会变稠，结果可想而知。

○罪魁祸首三：外伤致瘀

我想大家应该都有过类似的经历。小时候因为玩耍摔倒了，膝盖上就会有瘀青，有的时候是青色的，严重时还会变成紫红色，一般来说一个星期都不会消退。这主要是因为跌倒等外伤损伤了经脉血管，而使得血液溢出血管，成为“离经之血”。这种血不会重新回到血液循环当中，即使它是鲜血，如果在身体里一直留滞也会成为瘀血，造成身体的瘀证。

好多人都会有这样的经历，一觉醒来，膝盖上、胳膊上或者是身体的其他部位就会莫名其妙有一块瘀青。这类人我们把他们称为血瘀体质的人，他们的阳气不足，没法很好地推动血液的流动。晚上阳气比较弱，有的人睡眠姿势不好，手脚如果露在外面，很容易受凉，受了凉血液流动就慢了，身体就会出现瘀青。如果长期处在气滞血瘀的状态，身体组织很容易缺血，细胞如果长期处在“饥饿”的状态，不仅会造成身体器官的损伤，还会加速衰老。这类朋友一定要注意身体的调养。饮食上也多食用些具有舒经活络作用的药食同源的食材，如山楂、葛根等。同时要注意保持平和、快乐的心态，平时多做一些步行、慢跑、韵律操等有氧运动。

气郁血瘀和寒凝血瘀有何不同

有这样一个朋友，在网上留言说："张老师，您快帮帮我吧！有个问题已经困扰了我七八年，这几年不断地求医，一个医生一个说法，但是都没有得到比较好的治疗效果。我先跟您讲讲我的症状，我这个人性格偏内向，平时话很少，人很瘦，总感觉身体里的气不通畅，叹一口气才舒服。朋友都说我敏感、多疑，非常情绪化，有时气不顺了，就会感觉身体很多地方都会出现疼痛。需要用手掌用力去揉按几下。我还容易痛经，怕冷。张老师，您能跟我说说我这是什么症状吗？寒凝血瘀和气郁血瘀有什么区别呢？这几年我都很配合治疗的，都几年没有碰过冰箱里的东西了。我是不是人们说的那种抑郁性格啊？真的很害怕。"

经常有人说"女人比男人老得快"，其中有很大一部分原因就是女人很容易想不开，容易生闷气。女性朋友常会说心里堵得慌，其实这样就很容易造成气不顺，气不顺就很容易血瘀。像这位网友这样，懒言少语，性格敏感多疑、爱生闷气，浑身出现疼痛等，这是典型的气郁血瘀的症状。气郁血瘀常见的症状就是舌头一般是淡红色，容易忧心忡忡，郁郁寡欢，生闷气的时候胸闷不舒，偶尔会出现胸肋胀痛或一股气的窜痛感。

女性天生心思细腻，有什么事情都不愿意说出来，遇到事情了就喜欢一个人憋着生闷气。却不知如《类证治裁·郁证》中所说“七情内起之郁，始而伤气，继必及血，终乃成劳”，心里有烦闷郁结，最先伤的就是女性朋友的气，而气又推动着血，如果气推动无力，就会导致血液运输缓慢，而血液运输缓慢了，就很容易有头昏脑涨的症状。各位读者朋友应该都会有这样的经历，工作上遇到重大的压力或者是挫折，再或者是遇到重大的不幸事故的时候，会突然脑中空白缺氧，人也有眩晕的感觉。这就是因为压力或者不幸的打击伤了我们的气，帮我们输送血液的泵没了动力，血液输送就会缓慢，脑袋也会供血不足。

而这位网友之所以症状没有好转，也与她敏感、多疑、爱生气的性格有关，她纠结于自己的病症，从而导致肝气郁结而造成血瘀症状一直不见好转，甚至加重。

气郁血瘀主要是由于气机运行不畅造成的，寒凝血瘀则主要是由于寒气伤害造成的。这位网友在气郁血瘀的同时还有寒凝血瘀的症状。比如说她容易痛经，还有畏寒的表现等，这是典型的寒凝血瘀症状。由于寒邪侵袭了身体，造成了身体阳气受损，阳气温煦推动的功能就减弱了，经络气血阻滞就造成了瘀血。

我建议她服用温经散寒、活血通气的食疗方来调理身体，可以用当归12克、川芎8克、茴香9克、良姜9克、香附9克打成粉，用开水冲服，每天早晚各一次，每次一汤匙的量即可。

除了用中药食疗调理之外，我还建议她每天要保持好的心情，与周围的人接触，多去看别人的长处，记别人的好处。饮食上也要做到有节制，不贪冷饮寒凉食物。平时可以多和朋友去户外郊游，或者多做一些有益身心的运动，会对身体的康复有很大的裨益！

在这里我也想跟大家分享一个小窍门，遇到与这位网友类似的情况，可以在平时没事的时候揉一揉关元和气海两个穴位。气海穴位于下腹部，前正中线上，取肚脐下1.5寸，也就是自己两指的宽度。气海穴是人体之大穴，具有温养益气、扶正固本、培元补虚的功效。关无穴位于下腹部，前正中线上，取肚脐下3寸，也就是自己四指的宽度的位置。这是人体阴阳元气交关之处，是推动人体生命活动的原动力。集一身元气之所在，故也是古今保健强身的要穴。平时把手掌搓热，再把穴位搓热，然后同时按揉这两个穴位，就能很好地补气活血。

后来，这位网友再次给我留言说："张老师，多亏了您的建议。我现在症状好多了，而且也不再像以前那么容易紧张了。告别了四处奔走求医之后，我的生活也更有希望了。"

情志所伤，忧思郁结，气郁日久，影响及血，情志不调会诱发或加重血瘀证的病情，女性朋友们，收起细腻的小心思，放开胸怀，迎接舒畅的身心吧！

分清心血瘀阻和心气瘀阻

十女九瘀中每种瘀证都有不同。就像我上一节说的气郁血瘀和寒凝血瘀有所不同一样，我们也要分清什么是心血瘀阻、什么是心气瘀阻。

心血瘀阻顾名思义就是瘀血阻滞了心脉，中医上也把它称为“心痹”。有心血瘀阻病症的朋友通常都会表现出心悸、心前区刺痛或者是闷痛。病症初期，症状时有时无，并不明显，症状严重之后，会发现她们的脸部、唇部，还有指甲都呈现青紫色，四肢也时常发冷。我之前就见过一个严重心血瘀阻的朋友，除了脸部、唇部和指甲明显青紫色之外，她的舌质也呈现暗红色，还有一块一块的紫色斑点。给她诊了脉发现，脉象弦细而涩。我们第一次见面的时候，她还不知自己的病症，虽然经常胸部憋闷疼痛，也只当是最近工作劳累所致，我告诉她，她这是心血瘀阻，让她尽早调理，也应该去正规医院做一个身体的全面检查。她听了我的，去医院一检查，结果查出了冠心病。

一般心血瘀阻都是由于阳气虚弱，血运无力，心脉被血液瘀阻造成的。当然情绪波动、劳累伤寒、痰浊凝聚等也会导致心血瘀阻。各位朋友可别小看了心血瘀阻，它可是常常与一些可怕的心脏疾病，像是冠心病、心包炎、心律失常、充血性心力衰竭等形影不离。

值得注意的是，还有一种病症，症状与心血瘀阻十分相似，那就是心气瘀阻。心气瘀阻也很好理解，顾名思义就是气郁结在胸中，滞而不散。这样的朋友通常会表现出胸闷气短，四肢乏力，还会出现腹胀不能平卧的症状，舌黯苔白，脉象涩而沉。

心血瘀阻和心气瘀阻是完全不同的两种病，治疗方法也完全不同。前者是气伤而血盛，后者是血伤而气盛。所以前者治疗以活血为主，后者治疗以理气为主。

我建议患有心血瘀阻的这位朋友用等量的红花、当归、桃仁、香附、赤芍、川芎、丹参、青皮、三七磨成粉，用开水冲服，每天早晚各一次，每次一汤匙的量即可。其中，桃仁、红花、丹参、赤芍、三七能够活血化瘀；香附、青皮能够理气通脉止痛；川芎和当归能够补血活血。当然，一些活血化瘀、温通心阳的汤药，如血府逐瘀汤、瓜蒌薤白半夏汤、枳实薤白桂枝汤等，也都是不错的选择。不过，汤药最好还是在医生的指导下服用。

按照我的方法调理之后，这位朋友胸部憋闷疼痛的症状明显缓解了，现在经常和朋友们一起去爬山，也不会觉得手脚无力、呼吸困难。在单位组织的一次登山比赛中，她还得了二等奖，把好多年轻的同事都远远地甩在后面，这让她非常高兴。

如果读者朋友中有心气瘀阻病症的，我推荐木香流气饮来理气开郁。具体的就是用陈皮1000克，厚朴、青皮、甘草、香附、紫苏叶各500克，人参、赤茯苓、木瓜、白术、白芷、麦门冬各120克，肉桂、丁香皮、槟榔、木香各180克，生姜9片，大枣9枚，磨成粉末后，用开水冲服，每天早晚各一次，每次一汤匙的量即可。不过具体的病症需要制定不同的调理方案，具体的还是要遵医嘱。

除了中药调理之外，有心气瘀阻病症的朋友，还可以通过按压内关穴的方式来调理。将我们的手掌朝上，内关穴位于前臂正中，腕横纹上两寸的位置，也就是腕横纹的中央，往上约三指宽的中央凹陷处。用拇指指腹按压，持续半分钟之后松开，再按压，每次至少三分钟，直到有酸胀或者轻微疼痛的感觉为止。如此，能够宁心安神，还能宽胸理气。

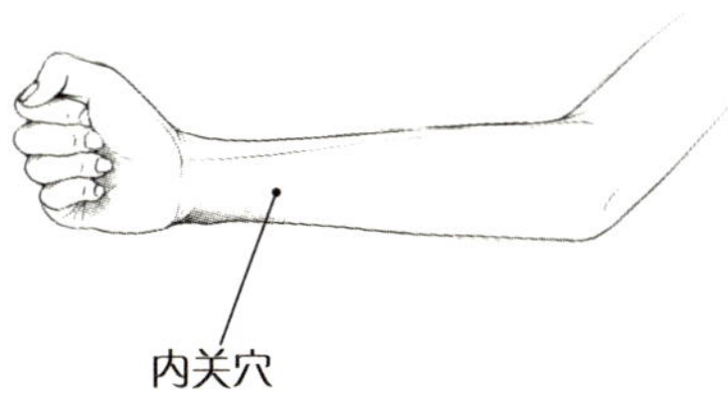

内关穴：宁心安神的法宝

什么样的女人容易瘀

上面我讲了女人很容易瘀，也最怕瘀。我们常说成功总是会格外地眷顾有准备的人，而疾病也同样如此，瘀证也同样有易感人群。这一小节我就给大家来盘点究竟什么样的女人容易瘀。女性朋友们快来看一下自己是不是也“中枪”了。

易瘀女人通常气度不大，说通俗点就是心眼小。其实准确来说应该给这个心眼小加个引号。现代女性要洗衣、要做饭、要照顾老人，还要照顾孩子，在照顾家庭，承担繁杂的家庭劳动的同时，还要承担工作带来的压力。面对如此大的生活和工作压力，女性朋友的心理承受上难免有所透支。再加上女性在生理上也有很大不稳定性，比如说雌性激素的分泌容易异常等，她们往往会“心眼小”（实际上是心思细腻的一种表现）、“脾气大”（实际上是个性鲜明的一种表现）。

这个时候，女性朋友们如果不能很好地宣泄自己的情绪，“气”就会郁结，造成身体的瘀阻。有一位女性朋友跟我说，自己的老公最近总是嫌自己唠叨，还总是爱发牢骚，老公的抱怨一方面让自己不愿在他面前发泄情绪了，另一方面也让自己更加生气郁闷。自己最近经常头晕、失眠，皮肤也越来越差了。其实我的这位朋友就是典型的“瘀”的表现，如果不及时调整情绪会引发很多疾病。

易瘀女人还很容易情绪化，不能很好地控制自己的脾气，喜怒阴晴不定，随时转变。其实女人天生就是敏感的动物，经常被贴上“情绪化”的标签，可是女人如果太情绪化也会导致瘀证的产生。其实女性情绪化大多是生理原因造成的，再加上瘀证产生之后肝气郁结，更会加重女性的情绪化。女性朋友们千万不能放纵自己的情绪哦，平时要学会合理地表达自己的情绪，克服情绪化问题，时刻拥有一个阳光的好心情！

还有相当一部分职场女性也是易瘀人群。之所以这么说，一是因为她们长期久坐不动，二是因为她们经常从事脑力劳动。很多职场女性的脸上都很容易留下岁月的痕迹——色斑，很多人都把它归罪于电脑辐射，的确这也是一部分原因，其实更大的原因还是长期久坐不动压迫到了臀部和大腿部位的膀胱经，造成其气血运行不通畅，从而伤了其相表里的肾。肾气不足，慢慢地就会导致气虚血瘀，我们的身体内部气血发生了拥堵，表现在脸上就是可怕的斑点。而且大多数职场女性从事的都是脑力劳动，思虑过多，会消耗过多的精气，同时还会伤脾。我们的脾是气血生化之源，脾伤了，气血不足，很可能造成血瘀。职场姐妹们如果不想“久瘀成病”，就动起来吧，每天给自己安排些户外的运动，舒展四肢，同时要注意休息，切不可长期让自己暴露在压力之下。

我们生活中还有一群不爱保养的女人，这类女人正应了那句老话“世上只有懒女人，没有丑女人”，同样，“只有懒女人，没有瘀女人”。女人一旦不注重保养，那么离“瘀”也就不远了。说到这个，很多女性读者可能会很自信地说，保养啊，我可注重了！然后就开始细数自己的美容护肤保养经。其实我所说的保养可不仅仅是使用昂贵的化妆品来保养皮肤，而是养生。

女人要对自己好一点，比如说不要让自己受凉。女孩子爱美天经地义，不过也要在保养的前提下爱美。如果非要在大冷天“美丽冻人”，不妨也给自己来一帖驱寒的膏药吧。可以将生姜捣碎敷在肚脐上，也可以用附子加黄酒调好后敷在肚脐上，用伤湿膏固定。不过要注意控制量，以免刺激到皮肤。再比如说应该注意日常饮食的调养，女人的饮食中需要天然激素，大豆就是最好的选择。女人不妨多喝些豆浆，大豆中含有丰富的类雌激素，是女人便宜又滋补的天然保养品，还可以补充女人身体需要的水分。

可能现在90后的女孩子都有同感，自己的妈妈正值更年期，各种琐碎唠叨和情绪的反复会让你们觉得陌生又无奈，其实需要你们理解的是，女性进入更年期之后，她的生理、情志都会发生改变，很容易影响到气血的运行，气血失调，也就会出现不同程度的血瘀症状。这也就是为什么有“老年多瘀”的说法。而更年期一旦出现瘀证，还会严重损害脏腑功能，导致阴阳俱损，使更年期症状加重。更年期对女人来说几乎是人人都躲不过的，我们能做的就是尽量减少更年期对自己的伤害。女人自己需要坦然面对更年期的到来。处在这个时期的女人最需要的就是家人的理解和关心，作为家人应该给予她们充分的理解，包容她们莫名其妙的坏脾气，鼓励她们，同时带她们定期去医院做健康检查。

夫妻生活不和谐，也会致瘀

除了上一小节里讲的几种易瘀女人之外，我想单独讲一下夫妻生活的问题。中医上讲究的是阴阳平衡，能否琴瑟和谐关系到女性身体健康与否。夫妻生活和谐对女性排瘀有很大的帮助，相反，如果夫妻生活不和谐，也会导致女性瘀证的产生。

我想举一个比较极端的例子。我的读者朋友里面有4名处女，这4名处女中最小的一位28岁，应该算得上都是大龄女青年。她们有个共同特点，就是她们的身体全部都存在问题。这4位读者朋友中有一位是七零后，身上患有多种病。她跟我说，在她的家乡，有两位大夫给她治疗过疾病，而且这两位大夫都是在当地很有名气的医生，可是治疗了3年都毫无效果，让她很无奈。她告诉我，这两名医生连本地一些肿瘤患者都用中药调理康复了，怎么到她这里就是没有任何改观呢。后来有位年轻一点的男大夫给她治疗时跟她说，有些病，你结了婚，有了夫妻生活就好了。为此她就来找我投诉，说那个大夫跟她耍流氓，也是让我哭笑不得。

其实不得不承认的是，有很多女性朋友性格比较极端，凡事爱钻牛角尖，可以说她们特别追求完美，也可以说她们特别挑剔。她们中有很多自身条件非常优秀却很没自信，也有很多思想非常保守，但是她们都有一个共同点，那就是她们既没有男朋友，也没有适度的性生活。孤阴不生，独阳不长，男人和女人到了一定岁数，不在一起就会出问题。岁数特别大的女人，我们俗称“老处女”，你会发现她们性格上或多或少都会有些古怪，其实这跟长期激素分泌失调有着直接的关联，她们体内有各种瘀的存在，自然会影响到人的性格与情绪。所以我希望这些大龄单身女性以一种积极阳光的心态去面对生活，走出自我封闭的空间。当然还有很大一部分是已婚的人群，同样也存在着性生活缺失或不和谐的状况。

中医上讲究阴阳平衡，在西医上则用激素来衡量一个女人是否达到内在健康的平衡。和谐的性生活可以刺激女性身体的神经系统，让体内分泌出更多的性激素，而这些激素在体内发生神奇的化学反应后，可以让我们的皮肤看起来更红润、白皙、紧实。所以很多国内外专家一致认为和谐的性生活是人类尤其是女性朋友的一道天然美容良方，我们为什么不好好利用这个上天赐予我们的最天然的方法呢？！

在性爱的过程中，同样受到体内激素变化的影响，女性的新陈代谢也会加速，这也更利于我们的淋巴系统排毒。并且随着身体汗液的分泌，身体中很多不好的酸性代谢废物也会被顺利地排出体外，所以在我看来，和谐的性爱生活不但可以让我们的心情变得愉悦，皮肤得到改善，同时也是让身体经络畅通、血脉畅流，为身体进行大扫除的一个绝佳机会。在这里再分享给女性朋友一个小窍门，当与爱人亲密爱爱之后，可以喝上一大杯温润的柠檬蜂蜜水，这时候你体内的毒素可以清除得更加彻底。

从我这些年给女性朋友调理的经验可以看出，接触的女性朋友中患有子宫肌瘤、卵巢囊肿、乳腺增生的比例相当之高，当被问及她们的感情生活时，很大一部分人都会隐晦地传达出夫妻性生活并不和谐。

我们拿乳腺增生来举例，这是在女性中最为常见的乳房疾病，其实性生活不和谐也是乳腺增生的一个重要诱因。女性在长期的压力状态下得不到一个宣泄释放的出口，又没有规律和谐的性生活，内分泌失调，乳房的持续性充血肿胀得不到有效缓解，很容易在乳房上产生瘀结，乳腺增生才会占如此之高的比例。

所以从这个意义上说，保持和谐的夫妻关系，对降低女性患乳腺疾病的风险有着一定的帮助作用。

性是生命的一种本能和需要，无须刻意压抑，况且和谐的性生活也是夫妻爱意的传递方式，请女性朋友们一定要记住，唯有爱可以唤醒我们身体里巨大的能量。

便秘：血瘀在肠道的综合表现

腹泻：我在努力排瘀，而你一无所知

心悸：郁结的一颗心

头痛：脑血管中的瘀

疲劳：气血受阻，供给不足

乳房肿胀：乳腺癌的前奏

腰腿痛：经络不通的结果

瘀不排除，女人容颜易老病常找

第二章

通则不痛，痛则不通

便秘：血瘀在肠道的综合表现

我的一个读者葛阿姨，3年前由于中风而造成了如今大便不爽难下的症状，连续3年都便秘便滞。这3年来，她一直都自己服用黄连上清丸、麻仁丸、番泻叶茶饮等通便药物，可是未见什么改善。据葛阿姨说，她通常10天，多的时候甚至20天才大便一次，每次都非常费力，痛苦难忍。她不知道自己是怎么了，偶然看到了我的书，就联系到了我。观葛阿姨面色，发现她嘴唇和舌头都发紫发暗，舌苔灰白厚腻，舌下还有块状的斑点瘀痕，脉象涩而沉。我判断她为气虚血瘀的症证。

其实传统中医普遍认为，便秘大多是由于肠胃燥热、津液耗伤或者是年老体弱、气血不足等原因造成大肠传导功能失常。便秘看起来不是个事，却与身体的脾、肝、肺、肾等各个脏器都关系密切。追根溯源，便秘还与身体的“瘀”分不开。

大肠干涩，体内的废物排不出其实就是一种瘀。这么多年的经验告诉我，大多数的顽固性便秘便滞，最终都会导致血瘀的形成，而血瘀一旦在肠道中形成，又会直接或间接加重便秘的病情。如果不及时调理，放之任之，只会形成恶性循环，让便秘和血瘀在肠道中愈演愈烈。

说到这儿，可能会有读者质疑说，张老师，您这会不会有点危言耸听了啊，不就是便秘吗？谁还不偶尔有个排便不通畅啊，便秘的时候是很痛苦，可是不用管它，过几天自己也就恢复了。其实不然，便秘可没有大多数人想的那么简单，便秘如果不及时调理，让毒素长期淤堵在身体里，可不只是造成口臭、暗斑等症状这么简单，严重的还会诱发肠道疾病。便秘的调理也是非常有学问的，中医上讲究辨证施治。比如说我开头提到的葛阿姨，她就是典型的气虚血瘀便秘。我给她开了个补阳还五汤，也就是用黄芪120克，当归6克，赤芍5克，川芎、红花、桃仁各3克，磨成粉，用开水冲服，每天早晚各一次，每次一汤匙的量即可。具有补气、活血、通络的功效。

服用6服之后，葛阿姨的大便干涩症状明显缓解，连续服用了3个月之后症状治愈。葛阿姨跟我说，以前她最讨厌的就是上厕所的过程，总是很痛苦，现在非常通畅，身体轻快了，连心情也好多了。我提醒葛阿姨道，这个方子必须坚持服用才有效，即使调理好了之后也要继续服用，来巩固疗效，防止复发。

除了气虚血瘀造成的便秘，还有气滞血瘀便秘、阴虚血瘀便秘、阳虚血瘀便秘、痰滞血瘀便秘、肝热血瘀便秘、胃热血瘀便秘等，不同的病因，调理的原则也不同，应该听从医生的建议，因证施治。

便秘是一个看似寻常的症状，每个人对便秘的认识也不同，重视程度也不同。有的人认为排便次数少了就是便秘，有的人认为需要靠泻药解便才是便秘，有的人甚至认为几个星期解便不干净都是正常。那么读者朋友们要如何判断自己是不是便秘一族呢？

我们可以做一个简单的自测，如果符合两项或两项以上的症状，那你可就要重视了。

1. 解便时需要出很大的力气。
2. 解便时粪便很硬或有硬块状粪便。

3. 解便时有解不干净的感觉。
4. 解便时有阻塞不通的感觉。
5. 解便时需要辅以其他方式，比如用手指抠出大便。
6. 每周解便的次数少于3次。
7. 在不使用泻药的情况下很少解出松软的粪便。

如果只是短期的便秘，我给大家推荐一个非常常见的饮品，那就是决明子茶。可以每天上班前用保温壶冲一壶带到公司，每次饮用前可根据自己的口味加一些蜂蜜，清香甘甜、性味平和，是通便的佳品。如果便秘持续超过几个星期或者出现粪便带血、下腹疼痛等症状，简单的决明子茶就不能满足你了，还应该与其他中药配伍，效果才最好，这个要根据不同的情况遵医嘱。除了决明子茶之外，每天的饮食也应该注意，应多食用膳食纤维含量较高的水果、蔬菜和杂粮，减少辛辣食物的摄入。

在这里，我还想推荐给大家几个按摩穴位，平时可以多按按手背腕横纹正中上三寸处的支沟穴，即腕背横纹中点正上方量4指宽的位置，以及天枢穴，位于肚脐两侧旁开2寸，即两个大姆指宽的位置。以手指指面向下按压或者做圈状按摩皆可。相信会有意想不到的效果哦！

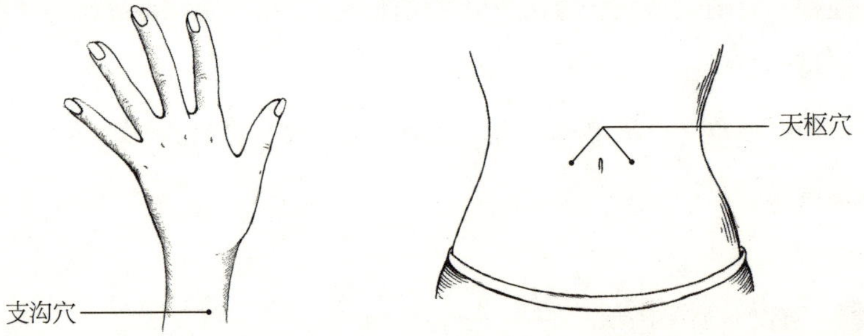

通便妙穴：支沟穴、天枢穴

腹泻：我在努力排瘀，而你一无所知

瘀是万病之源，一旦身体有了瘀，体内的循环就会不通畅。最明显的就是血液循环，瘀血就像我们身体里的淤泥一样，堵在血管这个“河道”当中，身体的各个器官得不到正常的供氧和营养输送，我们身体的各个器官的功能，还有人体的免疫力自然也就下降了。其结果就是加速各个脏器的老化，各种疾病也就找上我们了。

其实把我们的血管中流淌的血液比作江河，把瘀血比作淤泥也不是凭空而来的。我们的血管就像河道一样，也有一定的自净功能。一旦血管发生了瘀堵，我们的身体是绝对不会坐视不理的，血管发出瘀堵紧急求救信号，我们的身体就会发出指令，调节血管一点点地排除瘀堵，而腹泻就是这些排瘀指令中的一种。

西医把腹泻分为两种，一种是急性腹泻，这种腹泻一般都是感染性的，也就是指我们的身体由于暴饮暴食、食物中毒、细菌感染，或者是食用了含有过敏源的食物等而造成的大便次数增多、大便质地稀溏的症状，也就是我们常说的“吃坏肚子了”。另一种也是最让女性朋友苦恼和不解的，即慢性腹泻。不止一个朋友曾经通过网络或者是热线的方式咨询我“为什么自己经常没有缘由地腹泻”，其实她们这种情况在西医被诊断成“慢性腹泻”，在中医上，则认为其是我们的身体在努力排瘀的一个过程。

一般来说，如果连续两个月及两个月以上的时间都表现出了腹泻症状，或者是在2～4周内腹泻复发的患者，就要小心身体发出的排瘀信号了。如果读者朋友由于自身粗心，没有在意这些细节，很有可能就会引起一些全身性疾病，像糖尿病、甲状腺功能亢进等，严重的甚至会造成肝硬化、胃肠道肿瘤、炎症性肠胃病等恶性疾病。

大家可能会说：“张老师，您又在吓唬我们了！”其实，这真不是危言耸听。这样的朋友有很多，我就给大家举一个比较典型的例子。我是在一次讲座上认识李女士的，她是当时负责举办讲座的工作人员，我当时在讲座上提到了经常腹泻与瘀的关系。讲座结束后，她找到了我，跟我讲了她这几年腹泻的情况。据她说，她近两年经常性地拉肚子，一般每天一次或者是两次，自己平时是比较喜欢吃海鲜、冷饮，但是也不总是吃。不吃的时候，也不见大便成形，而且这便意总是来势汹汹，只要一有便意就得马上找到厕所，十万火急，一刻都不能耽误。起初那几天，自己只当是吃坏了东西，吃了点药，后来症状有点缓解了，但只是每天腹泻的次数从5～6次减到了1～2次，而且一直保持在1～2次，还挺规律。之后自己也不吃药了，只当是身体的正常现象。可是那天听了我的讲座，她就有些害怕了，就想知道自己这样是不是也是身体有瘀了。

我的回答是肯定的。她这样持续性地腹泻并不是身体的正常现象，而是身体的一种信号。就像是排异反应一样，我们的身体感受到了瘀的存在，而且这个瘀已经开始影响我们身体的脾、肝、肾等脏器了，“腹泻”的信号也自然就出现了。

我单独给她做了一次诊断，发现她脾阳不足引起的气滞血瘀。因为阳虚的人一般身体里热量不足，无法支撑气血的正常运转，所以才会导致气滞血瘀的情况出现。气血瘀堵了，肠胃功能也会下降，所以会出现腹胀、胃痛、腹泻、四肢不温等身体症状。

我建议她服用固本益肠片，这味中成药主要成分是党参、白术、炮姜、山药、黄芪、补骨脂、当归、白芍、延胡索、木香、地榆、赤石脂、儿茶、甘草。固本益肠片能够健脾温肾、涩肠止泻，对于像李女士这样的脾肾阳虚导致的慢性腹泻症状的缓解很有帮助。

同时我还建议她平时注意少吃海鲜和冷饮，即使再喜欢，为了自己的健康也要控制一下。我还建议她平时可以在腹部贴一剂发热贴，或者是现在市面上卖的暖宝宝，每天晚上都要用热水泡脚，对缓解腹泻症状很有帮助。不过要注意，现在市面上暖宝宝种类很多，一定要选择品质上过关的，不要贪图便宜而伤了自己的身体。

后来，李女士给我反馈说，她的排便正常多了，自己平时也注意少吃海鲜和冷饮。偶尔一两次解解馋，身体也没有像以前那样有很大的负面反应。

慢性腹泻是一种信号，这是我们的身体在努力排瘀，爱美爱健康的女性可不要对它一无所知哦！

心悸：郁结的一颗心

在《说文解字》中对“心悸”有这样一个解释：“悸者，心动也。”在《丹溪心法》卷四“惊悸怔忡六十一”中记载，惊悸怔忡“责之虚与痰”，道出了造成心悸的原因——虚和痰。心悸就是一种由于气血阴阳亏虚，或者是痰饮瘀血阻滞而造成的心失所养、心脉不畅、心神不宁的症状，一般表现为心脏不由自主地剧烈跳动，惊惶不安。

虽然说心悸的病症主要是发生在心上，但是它的发病与脾、肺、肝、肾等脏腑功能失调密不可分。心悸很多时候其实也是一种瘀。中医认为，脾脏主运化，并且是气血生化之源，脾脏生血不足了，心血就会不足，或者运化无力，则痰湿内生，心悸症状就会发作。肺气亏损，肝气郁结，气推动血行的功能就减弱了，心脉自然也容易不通畅。

胡老师是一位高中教师，准确来说应该是一名多年带毕业班的高三数学老师。“春蚕到死丝方尽，蜡炬成灰泪始干”，用这句诗来形容胡老师一点都不为过。35岁的年纪就多次被评为市优秀教师，她对工作尽职尽责，时常伏案工作到深夜。有一日，胡老师依旧在灯下为学生批改试卷，却突发心悸，心神不定，坐立难安。之后的几天里，这个症状时常发生。通过一位朋友的介绍，胡老师找到了我。

我判断她应为长期劳累、工作压力大，而致痰火扰心，瘀阻心脉、心失所养造成的。我给胡老师开了调理身体的方子，按照我说的,胡老师回家坚持吃了一段时间,后来我听介绍的朋友说,胡老师的身体越来越好了。现在在评省级优秀教师,她又被提名了, 真的是健康和事业双丰收。

心悸患者要治疗,首先要分辨自己病症的虚实。像胡老师这样的痰火扰心,瘀血阻脉为实症。而气血阴阳亏损,心失所养则为虚。虚实之间也可以相互夹杂、转化。

中医上认为，心悸还分为惊悸和怔忡。一般来说，惊悸是心悸的初期表现。一般在受了惊吓或是长期处在劳累状态的时候会感到心慌紧张，但并不是时常发作，不发作的时候就跟正常人一样，这也很容易让患者忽略。结果原本不严重的惊悸症状慢慢恶化成怔忡，患者就会开始整日感到心慌慌，坐立不安。

无论是惊悸还是怔忡，多半都是因为心气虚弱或者血瘀，有的还会伴有寒凝、痰阻、气滞等病机，严重了有死亡的危险。清朝的开国皇帝皇太极就是一个典型，史书记载他为“端坐无疾而终”，后人猜测他应该是终日劳累、白天时常心悸慌张，夜晚也经常惊梦不断，最终猝然病死在清宁宫中的。

心悸的朋友调理的关键就是养心安神，保持精神的乐观和情绪的稳定很重要，应特别注意避免惊恐刺激和忧思恼怒。这类患者可以适当地进行体力劳动或运动，但一定不要劳累，否则会加重病情。

头痛：脑血管中的瘀

你身边是不是经常有人喊着“啊！头痛”？尤其是工作和生活压力大的时候，还有情绪紧张或者激动的时候，身体总是被来历不明却时常发作的头痛困扰着，只要一头痛就像是孙悟空的紧箍咒无形地戴在头上，禁锢着我们的思维，让原本清晰的大脑备受折磨，注意力根本无法集中，不仅影响工作，还会带来烦躁的情绪。

近几年来找我调理偏头痛的女性朋友越来越多了，偏头痛是一种对女性朋友“青睐有加”的病症，尤其是年轻的女性。有一位母亲带着她18岁的女儿琳琳找到我，为的就是女儿最近经常无来由地头痛。琳琳是一名高三的学生，面对升学的压力，学习非常紧张，有一次上物理课的时候，突然眼前模糊，左侧头部疼痛欲裂。据琳琳形容自己当时的状态就是“整个人晕晕乎乎的，头痛得实在忍不了了，还总是冒虚汗”。不过这个症状过了一会儿就消失了，自己也没有在意。可是后来头痛却接连发作，每次发作的时候，“都想一头撞死”，而且感觉自己也做不了什么，只能等着它自己缓解。

琳琳把自己的情况告诉了妈妈，琳琳妈妈很紧张，就带着孩子去了医院，做了个脑部的CT，结果显示脑部的血管非常正常，也没有什么畸形。

可是头痛的症状依然时不时地不请自来。后来经人介绍，琳琳妈妈就找到了我，拜托我帮她的孩子调理一下。

其实琳琳的这种疼痛就是典型的偏头痛，而偏头痛的根源在于瘀。追本溯源，其实就是她的颈椎出了很大的问题。因为琳琳平时学习很刻苦，经常埋头苦读，总是一个姿势保持半天，“埋头”苦读除了得到优异的成绩之外，还带来了头痛。我告诉琳琳妈妈，可以带着琳琳去做一个颈椎部位的影像学检查，结果发现琳琳的整个颈椎的生理曲度都发生了严重的变形。

可能会有读者问：“颈椎不好，跟头痛有什么关系？”这里面的学问可就大了，心脏泵发出的血液要经过颈部动脉上行到头部，形成一个循环，如果我们的颈椎出了问题，颈部的动脉受到了压迫，血液的流动就会受阻，不能及时地上行到大脑，而大脑部位的“废”血也不能及时地排出，形成一湾“死水”，我们的脑部由于缺血就会头痛。

考虑到琳琳学业繁忙，不能经常来针灸推拿，我就给她推荐了一个在家也可以做的按摩方法来消除头痛。每天晚上泡完脚之后，可以在大脚趾的趾腹上涂抹润肤乳，然后将对侧的食指弯曲（也就是刮左脚的时候用右手，刮右脚的时候用左手），由趾尖向趾根方向慢慢地刮按，注意不能来回刮，要顺着一个方向。每只脚反复刮按81下。我还建议她平时上课的时候不要总是保持一个姿势，课间活动的时候要起来舒展一下筋骨。如果上课的时候又突发疼痛，可以按一下太阳穴，也可以用手揉一下后颈部尤其是风池穴，达到放松肩颈部位肌肉、通瘀化瘀的作用。

中医上认为，有时头痛也是身体瘀的一种表现。所以在中药调理上，要以通瘀化瘀为主。川芎就是一味我非常推荐的活血化瘀的中药，它通瘀能力很强，能够治疗各种原因造成的头痛。

中成药我比较推荐的是正天丸，也可以自己在家做一种头痛灵浆。具体配方就是用菊花9朵，合欢花1盐勺，黄芪18片，炒熟的薏米36粒，磨成粉，用开水冲服，每天早晚各一次，每次一汤匙的量即可。吃完早饭后一个小时内饮用就可以了。同时把这个粉糊放在袋子里加热后敷在脖子上，外面再盖一条干毛巾保持热度，头痛症状很快就可以消除。

按照我的方法治疗一段时间后，琳琳的偏头痛症状明显减轻。没有了病痛的折磨，琳琳的学习成绩直线上升，顺利考上了重点大学。

凡是有了头痛症状，都不会是毫无来由的，造成头痛的原因有很多，可能是神经性头痛，可能是像琳琳这样由于颈瘀而造成的头痛，也可能是由于鼻窦炎，鼻腔内有可见的脓性分泌物病变也就是“鼻瘀”而造成头痛，但大都与体内的瘀分不开。经常按照我所推荐的方法进行按摩，再配合饮用头痛灵浆，很快就能够稳住当下的头痛。但是想要治本，还是要去医院检查颈椎或者是鼻部是否有病变，将头痛连根拔除。

疲劳：气血受阻，供给不足

不少女性朋友给我写信，大致的意思就是问我："张老师，为什么我经常会感到身体疲惫？"答案就是你们的身体可能"瘀"了。

最近我看了一项研究，是关于健康精神状况的临床调查，调查发现，近年到医院求诊"疲劳症"的患者中，以女性患者居多，我在为他人调理的过程中也发现了这一点。同时，"疲劳症"的人群中也有一定的职业倾向，比如空姐、护士等。调查研究发现，三分之二以上的女性受访者将疲劳归因于工作压力大、家庭负担重。

这让我想起找我调理过的栾小姐，初次见到栾小姐的时候，她面色苍白，非常憔悴，整个人都感觉有气无力的。栾小姐告诉我，她自己非常怕冷，经常手脚冰凉，睡眠质量也很差。她在一家500强企业工作，熬夜加班那是家常便饭，工作强度和工作压力也很大，公司的同事都说她是"工作狂人""职场铁娘子"。不过最近"铁娘子"也遇到烦恼了，她发现自己越来越容易疲惫，别说是以前接受的强度的工作，现在只要工作强度稍微高一点，自己就受不了了，经常头晕眼花，精力也很难集中。她去医院检查，除了血常规化验发现她的红细胞偏低之外，其他的指标都没有什么异常。经过我的诊断，我发现她是气血受阻、供给不足而造成的易疲劳症状。虽然她的血常规检验指标并没有什么太大异常，但是她身体内的那些红细胞和血红蛋白实际上已处在死亡状态了，并不能发挥红细胞的功能，中医上把这称为“气血两虚”。

西医说人体最需要的是各种营养物质，而对于中医来说，人体最需要的是气和血。气是运行在人体内的一种能量，能激发和推动机体各器官的功能活动，气的作用就是温养我们的机体，同时抵御外邪的入侵，并参与机体各脏腑的新陈代谢。而血当然就是流动在身体各经脉中的红色液体了。气旺血盛则身体健硕、面色红润、皮肤光滑，气虚血虚则面色无光、皮肤干燥、精神恍惚、失眠多梦、健忘心悸。可以说我们的身体是靠着气血来供养的，气行血行，气滞则血瘀。

当我们的身体气血瘀阻的时候，气血供给不足，身体就会出现容易疲劳、失眠健忘的症状。如果出现疲劳症状，我们要做的首先就是活血通瘀、补气补血，只要气血和顺，身体自然就不会出问题。

通过与栾小姐的聊天，我发现栾小姐除了是个工作狂之外，还很少运动。于是我给栾小姐介绍了个太极拳师傅，天天教她打太极拳。太极拳或者气功等这些运动能够用来调气。同时，我还给她推荐了阿胶、红枣、当归等中药来补血。这样补血和调气双管齐下，疲劳症状自然就会消失。果然，经过半年的调理，栾小姐的气色好多了。“职场铁娘子”又恢复了从前的英姿飒爽。

有很多人补气血存在误区，只是一味地通过药物、食物等方法来补充气血。但只是把气血补足了是远远不够的，我们还需要通过按摩和运动来调气，把气血运送到身体的各个部位。

气血受阻，供应不足，我们女人就很容易疲劳。既然气血不足对女性的身体危害这么大，那么除了疲劳症状，我们要如何判断自己是不是气血不足呢？我就教大家五看。

看皮肤： 皮肤白里透红，有光泽、有弹性、没有色斑，表示气血充足。相反，如果皮肤粗糙、皮肤苍白、长斑则代表气血不足。

看头发： 头发乌黑、浓密、柔顺代表气血充足。相反，头发干枯、掉发严重、头发发黄甚至发白、分叉代表气血不足。

看眼睛： 其实也就是看眼白的颜色。有句话说“人老珠黄”，这里的珠就是指眼白混浊、发黄，有血丝，表示气血不足。

看手温： 如果手脚的温度一年四季都是暖和的，则代表人的气血充足。相反，如果手心偏热或者手脚冰凉，则代表气血不足。

看睡眠： 如果睡眠充足，入睡快，一觉睡到自然醒，表示气血充足。相反，如果入睡困难，而且呼吸沉重、呼噜声重则可能是气血不足。

乳房肿胀：乳腺癌的前奏

乳房对一个女人的重要性不言而喻，每个女人都希望有一对丰满而且有弹性的乳房。每个女人都渴望拥有圆润优美的S形曲线，无论是古希腊的雕刻艺术家还是文艺复兴时期的欧洲画家，他们在创作女性作品的时候都突出了完美的乳房。

在追求健康美的今天，拥有一对美丽的乳房，已经渐渐成为评价一个美女的必要条件。

可是先天发育不良或者是后天的种种原因而造成的乳房下垂、松弛等不仅影响到女性的曲线美，乳房肿胀更是威胁到乳房健康的潜在凶手。

乳房有肿块或者是胀痛，是乳腺增生的主要表现。起初一般是胀痛或者是触痛，一般都伴随着月经周期发作，等到月经经期过后疼痛就减轻或者是消失了。这个时候一般很容易被粗心的女性朋友忽略，等到病情发展严重之后，就会出现持续性的疼痛，我接触过不少女性朋友到后来发展到走路甚至是活动的时候都会疼痛，还逐渐向肩部、背部、腋窝和上肢放射。

亲爱的女性朋友们，我想再次强调一下，如果乳房出现肿胀可千万不要粗心大意。因为乳房肿块一旦形成或者是囊肿病变，乳房疼痛症状有的时候会减轻或者消失，这样很容易给女性朋友一种错觉，以为自己的病已经好了，其实这有可能是乳腺癌的前奏。

说到乳腺癌的危害，我想所有女性朋友应该都会不寒而栗。国际影视巨星安吉丽娜·朱莉就是因为害怕乳腺癌，而主动切掉了自己的乳腺。

中医上认为，乳房肿胀是肝气郁结、痰凝气滞所致，跟我们情绪激动、低落或者是情绪抑郁有很大的关系。肝气一旦郁结，气就会直冲胸腔，而乳房又在胸腔的上部，首当其冲会受到伤害。

我见过一个女性朋友，她来找我就是因为乳房肿胀。她属于对自己的身体非常敏感的人，乳房有点肿胀她就很紧张，再加上她们家有乳腺癌的病史，所以她来找我的时候非常紧张。其实乳房肿胀与患者的心理、精神等因素都很有关系。

我告诉她先不要太紧张，放松心情，乳腺肿胀发现及时，经过早期的调理是可以治愈的。

我发现她舌暗红、苔薄白、脉弦滑，判断她为肝郁气滞、痰瘀血结型乳房肿胀，给她开了个方子：香附9克，青皮、陈皮各6克，当归12克，白芍12克，川芎12克，桃仁10克，红花10克，橘叶、橘络各5克，磨成粉后用开水冲服，每天早晚各一次，每次一汤匙的量即可。用此方来疏肝理气，活血散结。经过一段时间的调理，她的症状明显减轻。

乳房肿胀可以说是乳腺癌的前奏，既不能认为它丝毫不会影响到我们的生活，可以对它听之任之，也不能天天去琢磨这个事情，过度紧张。生活中保持舒畅的心情，并注意劳逸结合，出现乳房肿胀及时就医调理也能治愈。

有调查报告显示，全球70%～80%的女性都有不同程度的乳房肿胀。以下六类女性出现乳房肿胀症状的概率最高。

1. 13岁即有月经初潮或至50岁还未停经的。
2. 从未哺乳、从未生育、35岁以上妊娠初产或独身未婚。
3. 多次人工流产的女性。
4. 长期高脂肪低纤维饮食，经常饮酒的女性。
5. 长期精神压抑或受过剧烈精神刺激的女性。
6. 性情急躁，易怒，或性格内向的女性。

乳房出现肿胀及时治疗调理很重要，乳房肿胀的预防更重要，保护乳房应从日常做起。

○首先要选择合适的文胸

有很多女孩都有这样的想法，认为文胸不需要买太好的，浪费钱，随便在地摊上买个就穿，买之前不试穿，买回来之后一穿就穿很长时间，即使变形了也不舍得扔。之前有个女读者给我写信说医生告诉她她的胸部萎缩了，后来我帮她梳理原因，最后把目标锁定在文胸上。长期不正确地穿着尺码不合适的文胸，很容易堵塞经络，因外力造成内在的瘀证。

○其次要正确地穿着文胸

文胸的正确穿法应该是将上半身倾斜45°，让乳房借助地心引力尽量纳入罩杯中，然后挺直，将手伸进罩杯中，把遗漏在罩杯周围的肉全部扒拉进罩杯里，调整好肩带就可以了。

○最后要经常按摩

乳房之所以会肿胀，与身体有瘀分不开，而经常按摩不仅可以使乳房更加丰满，避免皮肤松弛和胸部下垂，而且可以活血通瘀，防止乳房肿胀的发生。

腰腿痛：经络不通的结果

《黄帝内经》里把一切的致病因素都称为“邪气”，而抗病的能力统称为“正气”。其中治病的主要机制就是“正气内存，邪不可干”“邪之所凑，其气必虚”。一般来说腰腿疼痛大多是因为创伤或者是劳损而损伤了我们身体的气血，进而导致筋骨失其所养，就诱发了疼痛。正气虚弱，邪气入侵，造成气血运行紊乱，身体进而出现瘀证。

有一年刚入春的时候，我记得很清楚，连续冷了很多日，民间俗称“倒春寒”，那段时间可苦了孔小姐。年轻的孔小姐早早地得上了“老寒腿”，只要天气转冷或者天阴下雨，孔小姐的腿感受到了寒气和湿气，疼痛感就会加剧。这种病症早期多是一侧或两侧的膝关节经常隐隐作痛，休息片刻疼痛就会减轻，而下雨天或者天气转冷病情会加重。到了后期，膝关节就会肿大变形，活动范围受到限制，出现持续性疼痛。由于这个病症多在中老年人中发生，而被称为“老寒腿”，可是说它“老”并不代表只有老人才会得。

一般来说，腰腿疼痛都与身体经络不通有很大的关系。所谓经络就是我们身体气血运行的通道，中医认为，腰腿疼痛一般是因为我们的身体被风寒湿邪痹阻塞经脉，或因气滞、痰浊阻滞，或气虚推动无力，或阳虚寒凝，都可造成气血不畅，不通则痛。孔小姐就是这种情况，就像大部分的年轻小姑娘一样，很喜欢穿超短裙、超短裤，平时上班长期处在空调房里也不注意，结果大量的寒气、湿气从腿部侵入身体，而且据孔小姐说，她在秋冬季节从来都不穿秋裤，为了美丽，结果被冻出“老寒腿”了。

还是那句话：“瘀血不祛，新血不生。不通则痛，通则不痛。”调节腰腿疼痛最关键的就是打通经络。我给孔小姐推荐了个中药足浴。平时我们泡脚都用的是普通的水盆，可是这样最多也就泡到脚踝，我推荐她用一个足浴的木桶来泡脚，可以让泡有中药的热水淹没到小腿肚，起到促进腰腿部血液循环的作用。

我给孔小姐开了个方子，用威灵仙、伸筋草各30克，桑寄生、当归、丹参、鸡血藤各20克，元胡12克，秦艽、苏木、羌活、独活各15克，来泡脚。让药性通过皮肤的表层深入体内，运行于脏腑、气血之间，使气血疏通、阴阳平衡。每天晚上把药熬好，把药渣捞出来，在药汁里加上适当的热水，继续泡脚，如果懒的话也可以把药材用热水浸泡半个小时到一个小时，之后再兑上适当的热水用来泡脚，不过这样药效就会差一点了。就这么坚持泡了半年，去年冬天孔小姐的老寒腿就没有再犯了。

用中药泡脚对治疗腰腿部疼痛很有帮助。不过，我还曾经在一本权威医学健康杂志上看到一种治疗腰腿疼痛的保健操，可以疏通腰腿部经络，治疗腰腿疼痛。我在这里跟大家分享一下，具体就是平躺在床上，将两腿曲膝抬起，大腿尽量往腹部靠，然后上身不动，双腿尽量向右侧转，使右腿的膝尽量靠床，然后恢复，再往左侧转，再恢复。

后来看到了一个研究报告，是关于臀部经络与腰腿疼痛关系的。臀部位于腰部和腿部经络的中间枢纽位置，却极少被人关注。现在的人一方面由于运动量很少，经常一工作就是在电脑前坐一天，臀部长期受到压迫，很容易造成血脉瘀堵；另一方面经常接受臀部肌内注射的人，这个部位会直接受伤。进行过臀部肌内注射的人都不难发现，打完针之后屁股上很容易有一个硬块，这就是药液吸收差造成的。而臀部经络不通畅直接影响到腰部和腿部经络的通畅，造成腿部、腰部经络不通，疼痛自然随之而来。

想要活络腰腿部经络，打通臀部经络是关键。这就要求我们平时一方面要多活动、多走路，不要一坐就是一天，要多拍打臀部，及时疏通经络。另一方面肌内注射之后，可以用热水敷一下，让药液尽快吸收。

在这里我要提醒一下美丽“冻”人的女性朋友们，爱美无罪，我也爱美，可是不要把美建立在损害身体健康之上。女人要懂得计算，身体健康的价值永远大于美丽的价值，不要因为美丽冻坏了腰腿。

瘀不排除，女人容颜易老病常找

美丽对女人来说是一个永恒的话题。在女性的聚会当中，如何容颜不老绝对是最热门的话题。

我自己与闺密的聚会中，关于美容和养生的话题更是从来没有停下过。在一次聚会中，我们所有人都见证了伶姐的变化。伶姐是我们几个当中年龄最大的一个姐姐，也是一个专职的家庭主妇，一心都扑在家庭上。她是一位好妻子，也是一位好妈妈，可是她却没有做好自己。用“黄脸婆”来形容以前的她一点都不为过。可是这次的聚会，她变得很不一样，不仅穿衣打扮上给人焕然一新的感觉，就连气色也焕然一新。“整个人年轻了10岁。”这是朋友晨晨对她的评价。姐妹们都问她有什么保养的方法，她笑着看了我一眼说：“你们去问鹤瑶。”

这一下把话题扯到了我的身上，我笑着说：“秘密就是排瘀！”我常说的瘀其实就是我们体内的垃圾，每个人都会有，每时每刻都会产生，如果只产生一点，不及时祛除，最多只是会长个痘或者生个斑，看起来只是引起一个小问题，造不成什么大的破坏。但是有句话叫“水滴石穿，绳锯木断”，再小的瘀，只要不清除，也会变成大的堵塞。

伶姐的老公是大公司的总经理，家里经济条件没的说。有一次，她的老公应酬回来，喝了点酒，借着醉意，就跟她聊起了他们俩年轻的时候，那个时候的伶姐是学校的校花。从老公的语气中她感受到了老公对自己现在的模样的一些失望。从那一刻起，她开始注重养颜了，各种高级的昂贵的美容护肤品、保健品没少买，可是仍然不能掩盖她憔悴的面容。她没办法就找到了我，我告诉她，想要养颜就要先养内，排瘀是关键。

许多女性面色无华、晦白或灰暗、肌肤粗糙、斑点丛生或皱纹累累，往往是源于体内的瘀。既然瘀是垃圾，我们的身体就像一个房间一样，如果垃圾不能及时排出，淤积在房间里，这个房间的卫生状况可想而知，恐怕都脏乱发臭了，更别提美丽容颜了。不仅如此，瘀还是健康的最大杀手，身体很多疾病的罪魁祸首都是瘀。我们的身体就像一个城市，有四通八达的道路，气和血就是在各条道路上运行的汽车等交通工具。道路畅通无阻了，城市才能正常运作，一旦道路发生拥堵，城市就会陷入瘫痪状态。身体发生气滞、血瘀、痰凝、湿聚等一系列淤积，气血不和，脏腑功能就会失调，渐渐地就会造成各种疾病。

我给伶姐推荐了两款我自创的排瘀养颜茶，一款是用丹参3克、枸杞子6粒、葡萄干6粒、玫瑰花3朵，用沸水冲泡10分钟，制成丹参枸杞玫瑰茶，可以益气活血、养阴安神，特别适合像伶姐这种脸色苍白无光泽的人长期饮用。另一款则是用金银花3克、玫瑰花6朵、麦门冬3克、山楂3克，用沸水冲泡15分钟，用来理气解郁、滋阴清热，也很适合伶姐这样肝郁虚火上升，脸色枯黄、皮肤干燥的女人。可以代茶饮用。当然这可能对职场女性来说很不方便，其实想要克服困难也很简单，可以自己做成一个茶包，带着到办公室冲着喝。茶包袋网上有卖的，一包有几十个的，也有上百个的，做成茶包很方便携带，而且易于冲泡。

有很多女性给我写信问我："为什么受伤的都是女人？""女人为什么

总比男人有更多疼痛问题？”大家注意“痛”的下面是个“甬”，甬道不通了，自然也就痛了，而这个甬道就是我们的经络血脉，这也就解释了为什么中医上总是说“通则不痛，痛则不通”。解决女人的“面子”（容颜）和“里子”（健康）问题，最关键的就是疏通，就是排瘀。瘀排出来了，女人自然青春永驻。

爱干净的女人们，现在开始排瘀吧！

脸是身体健康的晴雨表

最完美的裸妆是化瘀

气血一通畅，皮肤就变靓

黄脸婆的背后都住着一个“瘀”

黑眼圈影响面子，来自里子

祛斑美容的秘诀在于排瘀

皮肤松弛应该怎么办

补水抗皱，试试胶原蛋白

第三章

女人爱美，靠化妆还是化瘀

脸是身体健康的晴雨表

这是一个看脸的世界，“外貌协会”越来越壮大。有句话叫“长得好看的人才有青春，长相不好看的人只有大学”。身为女人，都希望自己拥有娇美的容颜和焕发的神采。不少女性朋友在朋友圈里发自拍照的时候都喜欢先“美图秀秀”一下，这就是最好的证明。

其实我想说，中医也是看脸的，一个女人的脸不仅决定着她美丽与否，而且透露着她身体健康与否。我们中医诊断的时候讲究“望、闻、问、切”四大诊断方法，而“望”排在首位。所谓望诊，顾名思义就是看人的神色、形、态、舌象、络脉、皮肤、五官、九窍等，而一般情况下，我望的都是女人的脸色。

扁鹊见蔡桓公的故事想必大家都听过，故事里的扁鹊见了蔡桓公，在蔡桓公面前站着看了一会儿，说：“您在肌肤纹理间有些小病，不医治恐怕会加重。”但是蔡桓公不相信。10天之后，扁鹊再见蔡桓公，又说：“您的病在肌肉里，不及时医治将会更加严重。”可是蔡桓公还不信。10天后，扁鹊再见桓公又说：“您的病在肠胃里了，不及时治疗将要更加严重。”就这样，扁鹊通过观察蔡桓公脸色的变化，诊断出蔡桓公的病情由浅入深地发展。

脸是我们身体健康的晴雨表，望脸就能知道我们的身体健康与否。我给患者调理身体的时候往往看的就是她们的脸色，因为我们全身的气血盛衰，往往会从脸上显示出来。身体健康、气血通畅的人，脸色红润、有光泽。相反，身体有瘀的女性，往往会表现出异常的脸色，比如说脸色潮红、发黄或者青紫等。

中医认为，“有诸内，必形于外”，人如果身体出现了瘀，最先就是在我们的气色上表现出来。其实，女性朋友自己也要掌握一套基本的脸色检查标准和办法，当成一种基本的自诊。每位女性朋友在自己的心里都应该有本个人气色账本，每天给自己打打分。

○脸色潮红

一种是生理性的，也就是由于饮酒、日晒或者激烈运动、情绪激动造成的。还有一种则是病理性的，对那种脸色长期像块红布一样的女性，要注意可能有心脏或肝肾方面的疾病。

○脸色青紫

一般是因为血液缺氧，说白了就是气血不通、脉络阻滞导致血液中废物较多，瘀阻了正常的循环，使得脸色发紫。脸色发紫的女性朋友要特别小心肝脏病变。

○脸色发黄

很多女性都怕被人叫作“黄脸婆”，中医上认为，脸色发黄多因为脾虚致使皮肤缺少气血充养，多伴见水湿不化。

脸上长斑必有瘀。说脸是健康的晴雨表，除了看脸色之外，第二个看的就是“斑”。女人最怕漂亮的脸蛋上长斑，即使花再多的钱也要把斑去掉，可是往往想而不得。中医上认为，外斑则内瘀。脸上有了斑就表示我们体内那些不能被代谢、分解的废物和毒素，还有坏死的细胞、细菌病毒残骸等在微循环中由于流动速度减慢或者停止而瘀阻在体内。

○额头或者太阳穴长斑

如果太阳穴处长斑，因为这两侧是胆经循行的部位，这说明肝胆功能失调、肝郁气滞。额头长斑的女性，消化功能会比较弱，常常会出现睡眠不好的症状。

○鼻梁正中央出现斑点

鼻梁中部对应的是肝胆，鼻子中部出现黄褐斑，面色青黄，这多由肝气郁结所致。患有肝气郁结的女性，一般是因情志不遂，或者工作精神压力大所致。当发现鼻头出现斑点，我们需要提防脂肪肝等肝胆疾患。

○颧骨处长出黄褐斑

脸颊颧骨是小肠经循行的部位，颧骨外侧则是肾部的对应反射区。颧骨上部是三焦经循行的部位。当你出现气短乏力、食欲不振、胸闷、心慌、腹胀等症状时，这说明你消化系统和心脏功能减弱，在相应的颧骨处也就容易出现黄褐斑。两颧骨至耳前上方出现老年黄褐斑，身体是在告诉你出现了肾虚、三焦气机不畅等问题。

○上唇长有斑点

上唇是大肠经所过的位置，对应的则是泌尿生殖器官，此处长出的黄褐斑是由气虚不足所致，大肠虚寒症状也表现在此。女性大肠经所过位置出现斑点，还伴有便秘、月经不调等症状，则需要警惕子宫、卵巢疾患的出现。

○下颌外侧出现黄褐斑

在下颌外侧有人体非常多的经络组织，比如说胃经、大肠经、小肠经等经过此处。此处出现黄褐斑说明下肢血液循环不良，同时还伴有下肢酸痛、腰膝酸软、手足寒冷等症状。

下面给大家推荐一个自测方法，我们作为女人要时时懂得望脸审视自己面部的问题，及早发现、及早清除体内淤积。

观脸知健康对应表

观测部位	症状	病因
眼	眼皮水肿	内脏功能降低而导致体内水分囤积
	黑眼圈	血液含有过多老旧废物
	眼眶凹陷	身体能量过度消耗
	眼白泛黄	肝胆出现问题
	眼白产生血丝	过度紧张或劳累造成血管充血扩大
嘴	嘴角四周冒痘	肠胃功能虚弱
	唇色过白	血液不足
	唇色过红	体内囤积过多的热
舌	舌质赤红	体温上升
	舌质苍白	体质虚弱
	舌头发紫	内热严重或有瘀血
鼻	鼻头冒痘	脾胃出现问题

最完美的裸妆是化瘀

只有懒女人，没有丑女人。完美的妆容、优雅的气质、自信的笑容，是每个女人梦想拥有的。但是过于浓艳的妆容，不仅会显得过于隆重，而且对我们的皮肤也是一种负担。女性朋友一般都有自己的小心思，就是既要靠妆容来塑造更完美的自己，又不想让别人看出来“我今天化了妆”，连我都不例外，所以清新自然的裸妆应运而生。再加上韩流的席卷，更是让化妆进入了裸妆时代。现在身旁女性包括我自己，使用率非常高的莫过于BB霜、隐形粉底、蜜粉等这些化妆品了，让人看起来精致又不失自然。

经常有女性读者在我的博客里留言问我：“张老师，每次看到您出镜都觉得您的妆容不浓艳却很精致自然，您能告诉我如何打造一个最完美的裸妆吗？”其实，对于女性而言美都是由内而外的，要我说最完美的裸妆就是化瘀。

我的一个朋友婧儿，是一名模特，很多人都羡慕她完美的身材和姣好的面容，在聚光灯下，在T型台上，无数人向她投来羡慕的目光。只有我知道以前的她深受“瘀”之害。她也不止一次地跟我说，张姐多亏你帮我调理身体，我才有今天的成绩。

我认识婧儿的时候，她还是个学生，业余时间给人当平面模特。婧儿的先天条件很好，有堪比中国台湾女星林志玲的大长腿，让多少同龄的女孩都羡慕得不得了。可是她自己却有一个小秘密，从小就爱美的她从来出门都必须化妆。她自己也跟我说，除了父母，就没有别人看过她素颜的样子。她只要卸了妆就不敢照镜子。我跟她见了几次面，她才第一次有勇气在我面前摘下抹在脸上的“面具”。素颜的她五官其实很精致，只是脸色暗淡，脸上还有家族遗传的小雀斑，跟化了妆的她确实判若两人。

我告诉她，女孩子想要美丽，光靠化妆可不行，要注意保养，皮肤健康了，即使不化妆，也可以美美地出门。我建议她最重要的是保持一个愉悦的心情，心情好了身体的瘀结自然就可以清理了。同时要有充足的睡眠，做一个“睡美人”。

根据这个小姑娘的情况，我给她推荐了一款雪肌浆，就是用生地40克，山萸肉80克，淮山药100克，茯苓80克，丹皮100克，当归70克，益母草50克，打成粉，用开水冲服，每天早晚各一次，每次一汤匙的量即可。

同时我还给她推荐了一款七白面膜与玫瑰花蜜茶。面膜制作方法：由白术、白芍、白及、白蔹、白茯苓、白芷等六种纯中药磨粉，各取一勺与白珍珠粉混合加水搅拌成糊状，涂在脸上，待20分钟后洗净。七白面膜对于皮肤美白有非常显著的功效。玫瑰花蜜茶就是把玫瑰花蕾做成干花，将红枣晒成干切片，用玫瑰花5～7朵，加上一小撮绿茶，再配上5～7片红枣片，制成茶包，每天用开水冲服。婧儿跟我说她现在还每天都喝这个玫瑰花蜜茶，还把它推荐给自己同行的小姐妹们。大家出去赶通告的时候都会备上一壶，清心去火，还能美容养颜。

裸妆最大的好处就是能让整个人看上去显得更加年轻健康，而且也不用像彩妆那么花费时间，还会有刻意化妆的痕迹。但是无论是彩妆还是裸妆，最需要的就是健康水嫩的肌肤和有光泽的气色，而好的气色的关键就是化瘀。

一个完美的裸妆有3个关键环节——底妆、眼妆、唇妆。

❶ 底妆篇

上妆前要选择适合自己肤色的粉底，用化妆棉来轻轻推开粉底，有一种薄薄的感觉，这样是为了有一个好脸色，并遮盖住脸上的小瑕疵。而排瘀却能够让女人从根本上拥有光洁如玉的肌肤。

❷ 眼妆篇

为了让整体的妆容更加完美自然，让一个人看起来更有“精气神”，眼妆很重要。女人最怕的就是黑眼圈，有了黑眼圈的女人可不像“国宝”那么可爱。而黑眼圈正是气血运行受阻瘀在眼部造成的。想要拥有一双“秋水盈盈”“顾盼生辉”的双眼，排瘀才是解决问题的根本。

❸ 唇妆篇

古人用“唇红齿白”来形容美女，谁都想拥有丰满可爱的双唇。可是嘴唇苍白、干裂起皮，却常常困扰着爱美女性。即使每天喝很多水，涂上厚厚的唇膏，再涂上厚厚的口红，也遮挡不住嘴唇的干裂。其实嘴唇起皮也可能是身体有瘀的一种，主要是脾胃经有淤堵造成的。脾开窍于口，其华在唇，脾经和胃经血脉畅通，嘴唇自然就不干涩不起皮，也会慢慢变得红润。

气血一通畅，皮肤就变靓

气和血是生命的重要载体，共同滋润着我们的身体。如果把我们的身体比作一棵茁壮生长着的树，那么我们的皮肤就好比树上的叶子，气就是阳光，血就是雨露。气和血共同作用于我们的身体，使我们身体茁壮成长。气血通畅，我们身体这棵小树才能够枝叶繁茂，我们的皮肤才会变靓。相反，如果气血不通畅，身体有瘀堵，树木离开了阳光和雨露，我们的枝叶就会发黄甚至是枯萎。

为什么人一旦生病或者身体有其他方面的不适，就会脸色苍白无光？答案很简单，那就是身体气血不畅。气血是我们身体的动力所在，在身体里担任着“大总管”的职务，不仅需要负责身体各个器官的运转，还需要给身体各个部位提供营养和滋润。都说“男孩子要穷养，女孩子要富养”，我们女人的身体十分娇贵，一旦身体有瘀，气血运行不通畅，气不能把血液和营养运送到皮肤，导致皮肤组织缺血，细胞长期处在“饥饿”的状态，皮肤就很容易长斑和加速衰老，成为气血不畅的牺牲品。

我跟小贾认识快一年了，从今年年初她就一直在我这儿调理身体，可以说我见证了小贾一点点从丑小鸭变成美丽的白天鹅，越来越自信，脸上的妆容也越来越淡雅。说起小贾，其实她的五官长得还算标致，只是皮肤特别差，青春期的时候脸上没少冒痘，直接导致现在的她脸上留下了不少“青春的痕迹”。用一个词来形容小贾的皮肤状态，那就是“暗淡”，按小贾的年龄来说，她不应该是这种皮肤状态，但这是大部分上班族女性的一种皮肤常态。

读者朋友们只要细心观察就不难发现，现在的办公室女白领们，脸上的妆容是越来越精致了，但是隐藏在妆容底下的皮肤却越来越差。皮肤靓丽是每一位现代美女都想要的，任谁都想自带“磨皮”效果。可是这恰恰是大部分上班族可望而不可即的追求。虽然说大部分女白领都坐在办公室里风吹不到，雨淋不到，阳光也晒不到的，可是有权威的调查研究显示，她们恰恰是气滞血瘀的易感人群，而罪魁祸首就是久坐不动。

小贾就是这其中的一员。而调理小贾的症状的关键就是活血化瘀。我给她制订了一个每日的行气活血计划，在这里也分享给读者朋友们，大家可以借鉴一下。

○每天早起第一件事——喝一杯温白开水

长时间的脱水会使我们的血液变得黏稠，清晨起来第一杯水能够降低血液的黏稠度，保持血管的畅通。

○养成早上排便的习惯

大便长期停留在身体内，就会造成很多毒素淤积在身体中，清晨将毒素排出，有利于一天身体的舒畅。

○ 4 个美容穴按出好容颜

上班的时候不要一直坐在那儿不动，要适当地起身做一些伸展运动，同时可以按摩一下我们身上的4个美容穴。

合谷穴

合谷穴位于手背第一和第二个掌骨间，第二掌骨桡侧的中点处；或拇、食两指张开，以另一手的拇指指间关节横纹放在虎口上，拇指尖下即是；拇、食指合拢，在肌肉的最高处即是。双手用力按摩合谷穴能起到活血化瘀的作用，对面部保养有很好的效果。

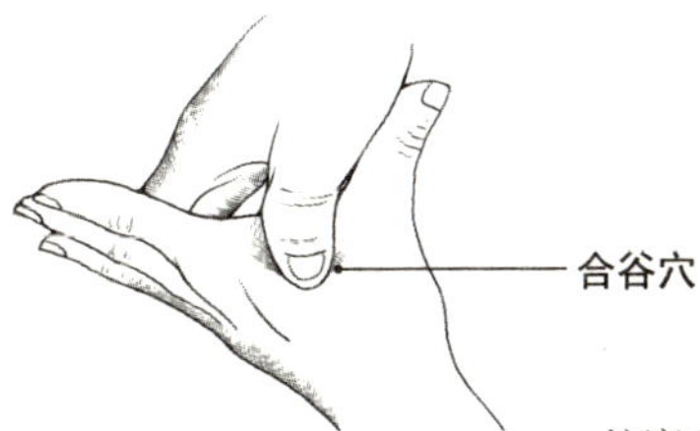

按摩合谷穴有利于面部保养

承浆穴

承浆穴位于面部，颏唇沟的正中凹陷处，经常按摩有利于促进面部血液循环。

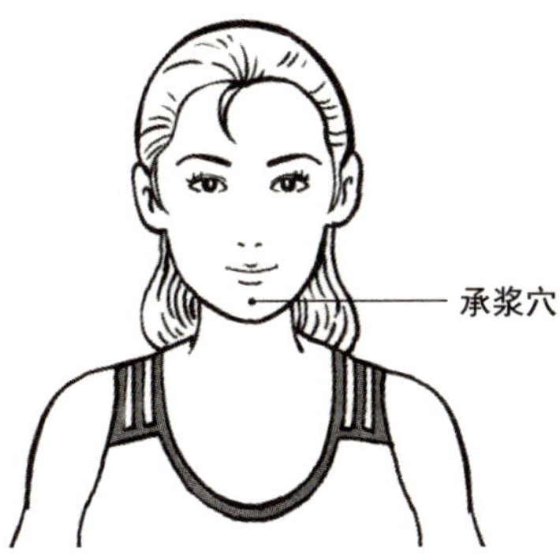

按摩承浆穴可以促进面部血液循环

攒竹穴

攒竹穴位于面部，眉头内侧边缘的凹陷中，说通俗一点，眉毛生长的起点就是攒竹穴的位置。按摩双眉头凹陷处攒竹穴，能防治面部斑点。

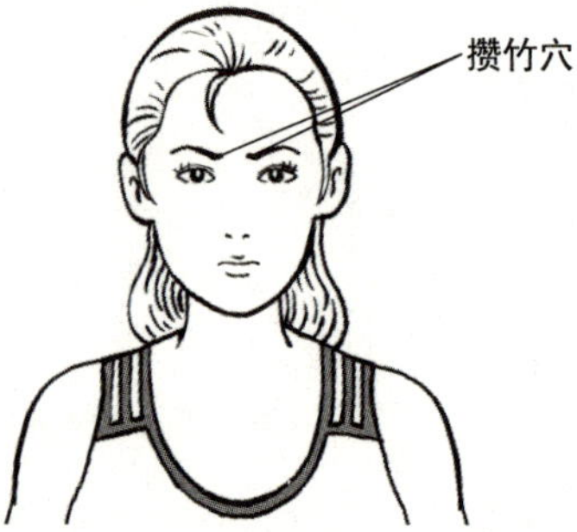

按摩攒竹穴可防治面部斑点

太阳穴

太阳穴位于头部侧面，眉梢和外眼角中间向后约一横指凹陷处。按摩双侧太阳穴有促进皮肤新陈代谢、淡化斑点的效果。

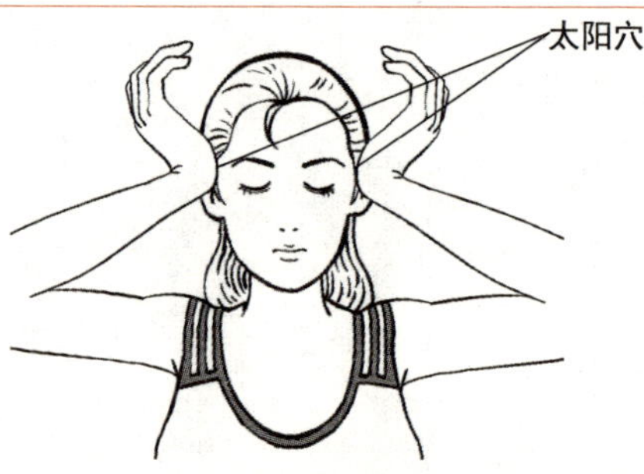

按摩太阳穴可促进皮肤新陈代谢、淡化斑点

○养颜粥喝出好气色

除了按摩以上提到的几个穴位，我还叮嘱小贾每天喝上一碗养颜粥——准备绿豆、白扁豆、莲子、薏米各10克，大枣3颗，枸杞5克，一起熬煮（一人一天一碗量）。这种养颜粥能够增强免疫力，调节内分泌，抗衰老，补肾补元气，调节月经白带，补气血，同时增加肌肤水润度，消除面部暗沉黄气，让肌肤白里透红，唤醒年轻感。注意的是：孕产妇及经期要去掉绿豆和薏米，可添加茯苓10克。

○每天晚上散散步

走路能增强心肺功能，促进血液循环。我建议小贾每天最好能够走上1万步，如果实在条件有限，可以改为原地踏步。1万步看似很难，其实以小贾的亲身经历看，她每天都可以超额完成。同时我还建议小贾在散步的同时可以配合正确的腹式呼吸，深而缓慢的腹式呼吸能够帮助缓解紧张的交感神经，在实现身心放松的同时，也可以促进血液循环，使身体各个脏器和细胞都得到充分的营养，皮肤自然光鲜靓丽。

黄脸婆的背后都住着一个“瘀”

在日常生活里，我们习惯了用脸色来评价一个人的健康与否，而女人都希望自己拥有姣好的容颜和焕发的神采，都希望朋友街上偶遇的时候被问候的是一句“哎，这么久不见，你这气色是越来越好了，越来越年轻漂亮了”，而不是“哟，这怎么回事啊，这么久不见，怎么脸色这么差”。女人都希望被私下谈论起的时候是一句“哎，你最近看到×××了没？哎哟，瞧人家那个皮肤又白又嫩的，不知道是用了什么护肤品”，而不是“哎哎，你最近看到×××了没？你看她都快变黄脸婆了，她以前多漂亮啊”，顺便再感叹一句：“唉，岁月不饶人啊！”

同为女人，尤其是同为30岁以上的女人，大家都最喜欢别人夸自己“年轻漂亮”，最讨厌别人叫自己“黄脸婆”，也会千方百计地避免成为黄脸婆。可是你有没有想过，为什么自己会变成黄脸婆，为什么自己的肤色不够好，秀发也不够有光泽？答案就是“瘀”。毫不夸张地讲，每个黄脸婆的背后都住着一个“瘀”。

“有诸内，必形于外”，中医认为，一个人的脸色与他（她）身体内的气血是否协调是密不可分的。对一个健康的女性来说，她的脸色应该是白里透红，明润而有光泽，即使肤色偏黄或偏黑，也应该是肤色中透着光泽的。而黄脸婆的面色发黄，中医多把它归因脾虚而造成的气血不足，或兼气滞血瘀。

女人怕被外人叫作“黄脸婆”，更怕被丈夫和孩子看作“黄脸婆”。《红楼梦》里贾宝玉曾经说过，女儿出嫁前是无价珍宝，出嫁后就变成死珠了，老了倒变成个鱼眼睛了。很多女性朋友跟我聊天的时候，说起过感觉老公最近嫌弃自己不像年轻时候那么美丽可爱了，然后抱怨道，自己会变成如今的黄脸婆是为了谁，还不是为了老公和孩子。菲菲就是其中的一个，我记得菲菲跟我说的最经典的一句话就是：“千万不要相信男人在婚前对你说的无论你将来变成什么样子我都会爱你，其实婚后，他对你日渐变化的容颜只会不断地叹气和抱怨。”

女人在婚后由于家务繁重，尤其是经常炒菜做饭，手渐渐地不像当初那样细嫩，脸色也不再像曾经那样光亮，如果不注意保养，很容易就变成宝玉口中的“死珠”。大部分女人改变自己黄脸婆的状态都是靠化妆，把自己的脸变成了一个大的调色盘，等卸了妆，却是另一种视觉冲击。想要做容光焕发的美丽女人，告别“黄脸婆”，光靠化妆可不够，更需要行气活血，从内到外养出好气色和好气质。

告别黄脸婆，我比较推荐面部刮痧的方法，我常说“常刮脸，血脉通，祛斑养颜又美容”。我之前也说过之所以会脸色发黄，与我们身体脾胃失和有很大的关系，胃的经络在脸上分布较广，像是鼻侧、面颊、口唇等部位都有分布，而脾胃相表里，一旦脾胃失调，这些部位的经络就很容易受阻，血液循环不通畅，就会出现面色暗沉、发黄的症状。

面部的刮痧其实就是一个排毒的过程，有很多女性朋友花了大价钱去美容院做的也是面部刮痧。面部刮痧一般用的是牛角刮痧板，刮痧前后要涂抹刮痧油或者是婴儿油，来防止我们娇嫩的面部皮肤破损。我比较推荐使用五行养生油来刮痧，调理效果更好。制作方法很简单，准备细辛、藏红花、苏木、茯苓、何首乌各30克，一桶2.5升的色拉油（买不到色拉油，用食用大豆油、花生油、葵花籽油、调和油、橄榄油、菜油也可以），将上述药材直接放入油桶，浸泡一个月，待药浸入油中后，连油带药一起，倒入锅中用温火炸一下，捞出药渣子扔掉，等油冷却后再用细纱布过滤一遍，放在油桶里密封备用。油可按描写自制，网上也有卖的，请自己选择信誉度好的卖家购买。

在刮痧前要做一个深层的面部清洁，最好能够去一下死皮，这样能够起到事半功倍的效果，然后用热毛巾敷一下脸，使皮肤的毛孔打开，有利于促进血液循环。

再接下来，在脸上涂抹上五行养生油，就可以开始刮痧了。要注意刮痧板应该与脸部呈90°角，力道要尽量往下沉。如果是自己在家做刮痧，因为没有中医的知识，所以尽量要控制力度，力度一定要非常非常轻，千万不可以刮出痧，否则出门被太阳一晒容易形成色斑。

额头部位要从眉毛向发际线刮痧，整个额头都要刮到；两颊部位则应该以鼻子为中心点，从鼻子向耳朵方向横向刮痧；下巴同样也是横向刮痧，从中间向两边分别刮痧。刮痧力度如果不好掌握，可以以脸部皮肤略有发烫作为标准。脸部刮痧后再敷补水保湿面膜15分钟。敷膜后要洗脸，洗脸后立即涂抹自己的日常护肤品，这样能收到更好的美颜效果。建议一个月一次，每次20分钟左右。刮完后立即喝一杯温白开水促进排毒，要注意保暖，不要吹空调或者电扇等。

有痘痘的美眉，脸上可以用祛痘膜敷脸，用白及、白芷、白蔹、野菊花各50克，芦荟100克，绿豆粉200克，全部打粉后混合，每次取一勺加入纯牛奶浸泡5分钟，即可敷用。一星期一次，每次15分钟。要注意脸上长痘比较严重的美眉是不适合做脸部刮痧的哦！

在给女性朋友调理的过程中，我发现不少朋友都有一个通病，那就是心急，希望通过一次调理把所有的问题都治好。其实，调理疾病最忌讳的就是心急，一心急更容易心火旺盛，反而会加重瘀证。不妨放松心情，抱着爱怎样就怎样的心态，积极配合当地医生治疗。我会建议患者要经常哈哈大笑，多看些喜剧片，多跟幽默豁达而且有正能量的人交往，远离那些唉声叹气、有负能量的人。一定要注意，尽量不熬夜，不好好睡觉最容易长痘。

黑眼圈影响面子，来自里子

眼睛是人与人交往的第一道门，打开这道门，以后的路就顺畅迅捷了。因此，拥有一双动人的眼睛，对于女性朋友来说是至关重要的。随之而来的眼部问题也成为困扰女性朋友的一个大的难题。大多数女性对于自己的眼部肌肤都是不满意的，“熊猫眼”更是女性朋友最怕出现的。每次熬夜加班或者和朋友狂欢到深夜，第二天睡醒起来，就会一秒钟变“国宝”。我们的国宝大熊猫因为黑眼圈而变得萌萌的，可是黑眼圈如果长在了人眼睛上就成影响面子的大事了。如果长期坚持这样的生活，黑眼圈会像鬼魅一样附着在眼睛周围，不仅会使人面容憔悴，更会让人一下老了十几岁，令自己的魅力顿时大打折扣。

想要消除黑眼圈，就得了解自己为什么会有黑眼圈。黑眼圈影响的是面子，但是问题的根源来自里子。一般来说，黑眼圈按照中医的辨证分为3种类型。

○肝肾不足型

这类人群一般眼圈上下都发黑或发青，还时常伴有失眠、健忘、腰膝酸软、足膝无力、五心烦热（五心是脚心两个、手心两个、心口一个）。

这种黑眼圈的朋友一般体形都比较瘦，有很多人是有家族遗传史的。

○瘀血内停型

这类人群一般两目黯黑，晦涩无光泽，看人时目光没有神采，皮肤干燥并且有时瘙痒脱屑，小肚子疼痛，月经不调，舌头上有瘀斑瘀点。

○痰饮阻络型

这类人群一般眼圈微水肿并带蓝色，面色发白没有红晕，四肢无力倦怠，食欲不振，大便不正常（不能每天一次或不成形），白带量多，胸闷多痰，或骨节酸痛。这种黑眼圈多见于体形偏胖者。

对于肝肾不足型黑眼圈的朋友，可以吃中成药知柏地黄丸，若伴有家族史的，可同时配合服用龟鹿二仙胶或龟灵胶。对于瘀血内停型的朋友，可服用血府逐瘀丸。对于痰饮阻络型的朋友，可服用苓桂术甘汤，配合服用二陈汤。当然，要在医生的指导下服用，一般不宜自行服用。

其实对于去除黑眼圈，我一般还是推荐外治法。首先，保证充足的睡眠是预防和消除黑眼圈的根本。其次，我会推荐一种中药外敷的方法，很简单，就像贴眼贴膜一样：用红花、赤芍、田七、川芎适量，煎成浓汁，凉凉后，先反复涂抹药汁，轻拍至吸收，然后用棉片蘸上药汁敷眼周，外面覆盖一层保鲜膜，敷20分钟后洗净就可以了。

除了中药外敷，做适当的眼部穴位按摩也很有帮助，主要按摩眼周围的睛明、瞳子髎、攒竹、丝竹空、太阳、承泣、四白、阳白等穴。

现在市面上的眼霜产品比较多，大多数的眼霜都是保湿功能，对黑眼圈没有特别大的改善作用，眼霜应该尽量选择紧致型的。而且要配合适当的按摩手法，我发现有很多女性朋友涂眼霜的手法都是有误的。我在深圳卫视的一个养生节目里也介绍过一种去除黑眼圈和眼袋的按摩手法，在这里与大家分享一下。

第一步：用中指与无名指同时按压眼窝上方与眉眶，由前眼角开始按至眼尾，动作要轻柔，以松弛紧张的肌肉，重复 3 次。

第二步：用无名指由眼角外侧向眼头方向，以画小圆圈的方式轻轻滑动按摩，绕一圈后回到眼角，重复 5 次，以活络眼周肌肤。

第三步：涂上薄薄一层眼霜，然后用小指由下眼部眼尾向眼头方向轻点按压到上眼部，反方向亦可，重复做两次。用力务必轻巧，以帮助血液循环加速，使保养品迅速被吸收。

第四步：用无名指从下眼皮眼头开始，以画小圆圈方式逆时针按压到眼尾，一直延伸至太阳穴，稍加用力，并停留 3 秒钟，再从太阳穴回到上眼皮眼尾，继续按摩至眼头，重复 3 次。

第五步：用中指和无名指稍加用力按压太阳穴，揉动手指并停留 5 秒钟，放松手指 3 秒钟，然后再做一次，以舒解压力。

这套动作适合每天晚上做完脸部清洁时进行，当然时间允许的话，早上涂抹眼霜时进行一遍效果更佳，长期坚持，对淡化黑眼圈很有帮助。

有不少女性朋友可能会问：“张老师，您介绍的这些都是长期见效的，如果我临时要见重要客户，或者是有朋友开派对，不能带着两只熊猫眼去见人，怎么办呀？”不用紧张，这里我就教大家一个快速消除眼袋和黑眼圈的方法。

我救急的时候，会用一种冷热两敷的眼罩，可以迅速地解决问题。它是由一个大眼罩和一个小眼罩构成，把大眼罩放在冰箱的保鲜层，冰5个小时以上（千万别错放到冷冻层哦）。用的时候，先把小眼罩放在

50℃的热水中浸泡20分钟，拿出来戴在眼睛上，躺在床上静待15分钟。然后摘下小眼罩，从冰箱拿出大眼罩，戴在眼部，同样也躺在床上静待15分钟。如此经过30分钟的眼部冷热敷刺激，眼袋或黑眼圈就会马上逃遁。这种眼罩网上或一些超市都有售，价格也不贵。

当然想要彻底消除黑眼圈还是要通过调理内在和外部护理相结合的方法，除了注意保持充足的睡眠之外，还要注意保持每日排便的通畅，防止内瘀显于眼部。

祛斑美容的秘诀在于排瘀

除了黑眼圈之外，脸上还有一个东西让女性朋友最苦恼，那就是斑。脸上的斑斑点点总会让我们的美丽大打折扣，还会影响到我们的心情。长斑就预示着衰老，对于“斑”女郎来说，如何拥有光洁无瑕的皮肤成为她们美容道路上的头等大事。

而为了迎合女性消费者的心理，市面上的祛斑产品也琳琅满目，让“斑”女郎们应接不暇。不少女性朋友网上留言问我有没有祛斑美容的小秘诀，其实在我看来，祛斑美容的秘诀就在于排瘀。

我曾经收到一封来自上海的女读者给我的感谢信。大致是说虽然自己只有22岁，但是之前她的脸上长满了色斑，非常影响美观。周围的同学都嘲笑她，她也因此很没有自信。马上大学毕业了，面临着就业的问题，她担心因为脸上长斑的原因而影响到公司对她的第一印象。

一次偶然的机会，同学给她推荐了我的《养颜的智慧》一书。根据我书中记载的，她开始每天服用雪肌浆（具体制作方法参见第三章第二小节），并配合敷用雪肌膜，用白芷、白蔹、白术各90克，白及45克，白茯苓27克，冬瓜籽45克，芦荟27克，将这些药材混合后磨成细粉，放入冰箱保鲜。每次使用时取3勺面膜粉，加入适量纯牛奶浸泡3分钟即可敷用，每次敷用15分钟。对于疗效，她一开始也是半信半疑的，就本着死马当活马医的心态来的，可是没想到坚持了两个月的时间后，奇迹真的发生了，脸上的色斑淡化了不少，而且皮肤也变得更加有光泽了。一次她去参加同学聚会，同学们都说她变了许多，她也变得越来越有自信。信的最后她还告诉我，她现在被一家世界500强的公司录取，已经开始上班了。信中我看到了她满满的喜悦。

一般来说造成脸部长斑的原因很复杂，家族遗传、使用了劣质的化妆品、没有做好防晒工作、压力过大、思虑过度、便秘、月经紊乱等都有可能造成脸部色斑的堆积。但是归根结底，体内有瘀还是造成脸上色斑沉积的罪魁祸首。所以想要彻底祛除脸上的色斑，排瘀是关键。

除了我的雪肌浆和雪肌膜之外，我们身体还自带一种祛斑霜，那就是血海穴。中医认为，血海穴是生血和活血化瘀的要穴。用掌心盖住患者的膝盖骨（右掌按左膝，左掌按右膝），五指朝上，手掌自然张开，大拇指端下面便是此穴。血海穴有健脾化湿、调经通血作用。血海穴主治妇科病以及血热性皮肤病。午饭前按双腿血海穴，有利于祛除脸上雀斑。不过要注意孕产妇及经期不可按揉。

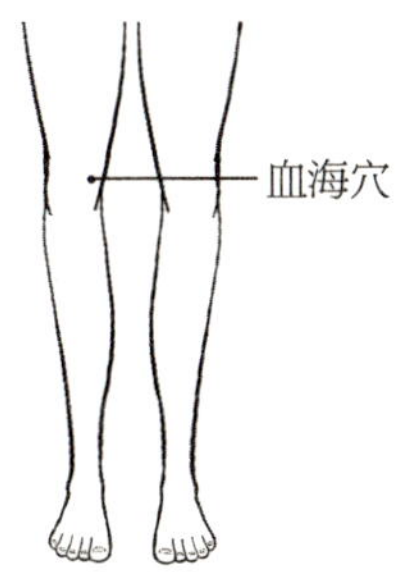

血海穴是身体自带的祛斑霜

除了血海穴，我们的脚上还有一个太溪穴也被称为特效的祛斑霜，每做一次相当于涂抹一次祛斑霜，长期坚持，效果会超乎你的想象。太溪穴位于足内侧，在内踝后方与脚跟骨筋腱之间的凹陷处。可有空就轻轻按揉，或按压点穴，或涂护手霜来回推，或艾灸穴位，都可以。太溪属足少阴肾经之原穴，能量最足，可补肾强精、调月经、调失眠、抗衰老、淡化色斑及黄褐斑。

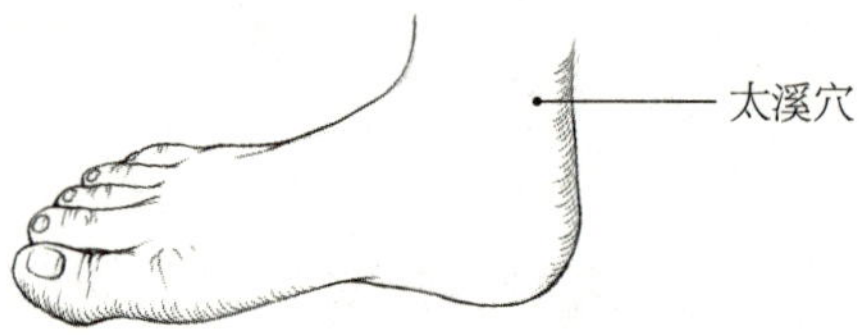

太溪穴也是身体自带的特效祛斑霜

一般来说，脸上长斑大部分都是因为肝气不畅所致。要祛斑，疏通肝气是当务之急。肝是人体的解毒工厂，平日里，我们的饮食不当，包括吃一些药物，都会给体内留下毒素，这就有赖肝将之分解并排出体外。同时肝主筋，可以每天做做抻筋的动作，就像上学时候体育课的必练准备动作——侧压腿。没事就抻抻筋，不仅强壮肝功能，还可美容祛斑。

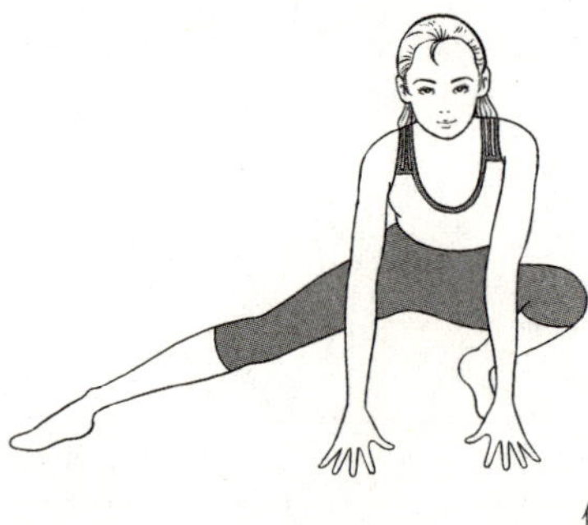
做做侧压腿强肝又养颜

除了抻筋运动，我还想给大家介绍一种看似“非主流”实则行之特别有效的方法，那就是大笑。哈哈大笑是一种最便捷的疏肝理气的方法。经常哈哈大笑，能把脸上的斑尤其是两颊的斑给去掉！我看很多年轻人喜欢听相声，看网络喜剧片，只要保护好眼睛，不影响休息，这些都是对健康大有裨益的方式。

皮肤松弛应该怎么办

好友凡儿有一天神色紧张地跟我说："鹤瑶啊，我该怎么办啊，最近照镜子，发现自己真的老了，你看这脸上的皮肤松弛得，一点弹性都没有了。像你多好啊，同样的年龄，你的皮肤看起来就像二十出头的小姑娘，你再看看我！哎，快告诉我，你有什么保养的秘方啊？"

都说"岁月是一把杀猪刀"，这个一点都不假。在我们还是二十几岁的小姑娘的时候，我们的脸上可以"任性"地什么都不涂抹，小脸依然弹性水润。过了35岁以后，就像过了一道坎似的，即使经常去美容院做深层补水护理，每天早晚往脸上涂抹保湿精华素、保湿霜等一系列护肤品，皮肤依然明显出现松弛。皮肤毛孔变得粗大不说，眼角也不和谐地出现了细细的鱼尾纹。

除了脸部的皮肤，身体的松弛更让女性朋友们崩溃。也许某天我们在穿文胸的时候，会猛然发现原本傲人的乳房比以前干瘪下垂了不少。圆润的臀部也在不知不觉中下垂松弛。原本引以为傲的曲线逐渐模糊。

随着时间的流逝，我们的皮肤或多或少都会留下岁月走过的痕迹。肌肤的衰老、皮肤的松弛是每个女性不想面对又不得不面对的现实。

我们都羡慕赵雅芝年过半百，林志玲40多岁，皮肤却好似少女般晶莹剔透，紧致有光泽，丝毫没有松垮的感觉。保持皮肤弹性，对脾肝的保养是关键，脾虚很容易造成水湿不化，最终造成瘀滞之症。如若肝气不疏，肝气郁结也很容易造成气血不畅，皮肤也很容易衰老松弛。

我有位邻居王教授，是位退休的老中医。老太太今年77岁，脸上一个老年斑都没有，脸皮紧紧的没有松弛现象，皱纹只有浅浅的几根，说话声音洪亮，中气十足。她每次去爬香山，中途从不休息，都是一口气爬上去的，还不大喘气。在我的一再套近乎下，老人透露了她的保养秘诀——保持心情愉快，饮食清淡，适量运动，睡眠充足，每天按揉三阴交穴，每条腿的三阴交至少按揉或用经络锤敲打10分钟以上。

如果说我们身上有一个穴位，经常按压它，我们的容颜就妥妥地美，身体就杠杠地棒，那非三阴交穴莫属。三阴交穴是脾、肝、肾3条经络相交汇的穴位，位于小腿内侧，足内踝尖上3寸，胫骨内侧缘后方位置（自己的手横着放，约四根手指横着的宽度）。中医上，有个观点叫作“常揉三阴交，终身不显老”，经常按揉三阴交穴，可以帮助我们保持年轻，延缓衰老，推迟更年期，保证女人的魅力。这一点在我的邻居王教授身上也展现得淋漓尽致。

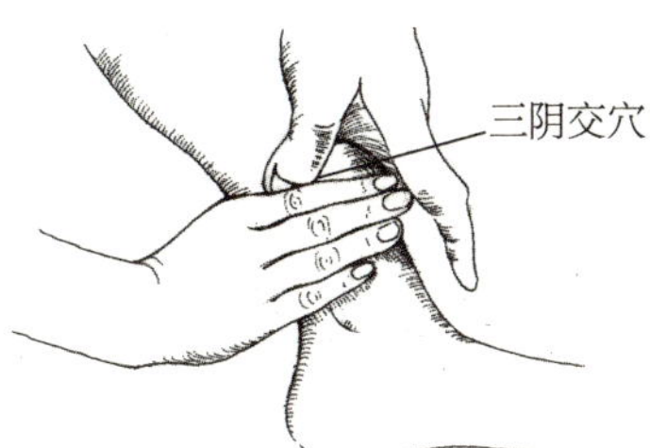

常揉三阴交，终身不显老

三阴交穴是一个神奇的穴位，因为汇聚了肝、脾、肾3条阴经，它的神奇功效也被很多读者朋友印证过。三阴交穴最神奇的地方在于每天不同的时间按压它，取得的功效也不尽相同。譬如说如果您遇到了脾胃和消化问题，或者是想要减肥，最好是上午9点到11点的时候按揉。因为每天上午9点到11点，正是脾经当令之时，按揉左右腿的三阴交穴各20分钟，能把体内的湿浊气排出去。而如果您是想要祛斑、明目、疏通乳腺、调月经，那么最好是晚上9点到11点按揉。如果想要防脱发、健脑益智、强壮骨骼、去黑眼圈、调腰腿痛，那么最好是下午5点到7点按揉效果最佳。

对于穴位的按揉，不要指望一两天出效果。一定要像王教授那样坚持，长期坚持才有效果。父母生我们时，三阴交这个大补穴已经在我们身上了，等于是父母给我们往抗衰老银行里存了一笔巨额财产。既然是父母无私的赠予，我们为什么不好好利用呢？每天坚持按揉两条腿的三阴交穴各15分钟以上，还会惧怕岁月的侵蚀吗？如果感觉用手指按揉比较累，可以用经络锤敲打，或者用筷子头按揉，效果也一样哦。

长期睡眠不足造成皮肤调节功能障碍，水分补充不足，不恰当的迅速减肥，缺少体育锻炼，烟、酒、浓咖啡、浓茶的刺激等都容易造成皮肤的松弛。而归根结底，身体内气血不通畅导致皮肤营养不足，细胞消耗过大而补给不足才是造成体内有瘀的根本原因。

除了可以时常按压三阴交穴之外，想要皮肤丰盈有弹性，还要保证充足的睡眠，让身体的细胞在安静的状态下充分地进行自我修复，从而延缓衰老。不仅如此，加强体育锻炼，进行有益于身心的活动，像是游泳、瑜伽、拉丁舞、肚皮舞、跆拳道、太极操等，不仅可以活血通气，使皮肤紧致有弹性，还能愉悦身心，最关键的是还有减肥的功效哦！

补水抗皱，试试胶原蛋白

胶原蛋白被称为“骨中之骨，肤中之肤”，可以说是真皮层强有力的后盾，其对皮肤的作用不言而喻。不要小看它，你的皮肤这么光滑，这么水嫩，这么有弹性，大部分源于胶原蛋白的营养。

也就是说，如果我们的皮肤胶原蛋白充足，就会看起来紧致、光滑、有弹性。相反，随着年龄的增长，胶原蛋白难免会有所流失，皮肤没有了胶原蛋白这个强大的后盾，长时间经受风雨的洗礼，很容易变得暗黄松弛。再加上女人天生就比男人更爱哭，还有每月一次的“大姨妈”陪伴，眼泪和血液的流逝也会导致胶原蛋白的损失，所以女人过了30岁后，比男人更容易也更快地衰老。这个时候就更加应该注意保养皮肤，不妨试试胶原蛋白。

胶原蛋白可是公认的补水抗皱的“神器”，被我的一位整形医生朋友誉为不一样的“人胎盘素”。50多岁的年龄却拥有20多岁的容颜，赵雅芝绝对称得上是中国影坛青春不老的神话。几十年岁月的洗礼都不曾在她的脸上留下任何痕迹，而简单、乐观的生活态度和生活方式之外，经常吃胶原蛋白成为她容颜不老的秘诀。曾经看过一期赵雅芝的专访，她说道:“我其实也没用多好的东西，就是经常吃胶原蛋白，德国进口的。吃胶原蛋白内服改善皮肤总比用化妆品一层一层地涂在脸上，虽暂时漂亮了，日积月累却伤害皮肤要来得好。”

的确是这样的，胶原蛋白是人体的皮肤、骨骼、肌腱、软骨、血管的构成材料。皮肤成分中有70%是胶原蛋白，因此胶原蛋白对皮肤的作用不言而喻，具有保湿、滋养、亮肤、紧肤、防皱、修护等功效。

胶原蛋白对人体如此重要，尤其是在补水抗皱方面功不可没。我们楼下的王太太一直都是胶原蛋白的忠实粉丝，在一次聊天中她告诉我，她一直都在购买某个品牌的胶原蛋白胶囊，王太太一方面跟我夸赞胶原蛋白胶囊的效果真是不错，另一方面又跟我抱怨，市面上卖的这些保健品实在太贵了。听了她的话，我告诉她其实补充胶原蛋白完全可以不必在市面上购买保健品，从日常饮食中也可以补充丰富的胶原蛋白。

我还给她写了一个葆春浆的方子。用黑木耳25克，银耳35克，阿胶50克，党参50克，冰糖50克，冰格10个，纯净水或者蒸馏水3500毫升。将上述材料放入锅中大火烧开，然后小火熬煮3个小时，滤去药渣。让她回家试试，每次多做一些放到冰箱里冻着，每天上班前和下班后，拿出两块葆春浆来用热水冲服，花很少的钱就能达到保健品的功效。王太太试用后也对这个方子赞不绝口。

其实胶原蛋白对我们来说并不陌生，我们有的时候炖猪蹄、猪皮等食物，冷却之后表面就会形成“肉冻”这种凝胶类物质，这就是胶原蛋白。

除了葆春浆，我还想给大家介绍一种更为简单和家常的做法：鸡爪、猪皮、驴皮、鱼皮、猪蹄是公认的胶原蛋白含量丰富的食材。将以上材料（注：每次选用一种材料即可，不必全部都买回来熬）先放入锅中，加鲜生姜片一起，放在锅里焯一遍。然后捞出来，切成条状或块状，放入砂锅，用旺火烧开，然后再用小火慢慢炖。炖汤时，在砂锅里滴入几滴醋，胶原蛋白能更好地溶解于汤中。等到汤炖得像牛奶一样，呈奶白色浑浊状，即可关火，不用放盐。然后将汤凉凉，放入冰格里，再放到冰箱的冷冻层冷冻起来。如此一来，富含胶原蛋白的汤都被冻成一个个的小块块。

胶原蛋白冰块，随时想吃，随时都可以拿出一小块，或放入菜中一起炒，或煮米饭、煮粥时加入一点，或做汤时放入几块，或直接用小碗在微波炉加热喝，放微波炉加热后可以根据自己的口味放一点盐。如此，不仅菜的味道会更鲜美，最重要的是，我们随时都可以很方便地补充胶原蛋白。爱美又关注健康的朋友，这个方法很方便简单吧？

减重量不等于拥有好身材

化瘀排毒，甩出体内的垃圾

补泻结合，这样减肥才彻底

一碗减肥汤，化瘀又塑形

动静之间，肚子上的“游泳圈”消失了

减肥通瘀，学会脊柱调节法

让女人的每个部位都完美

第四章

化瘀排毒，赘肉全无身材好

减重量不等于拥有好身材

“一白遮百丑，一胖毁所有。”女人都想拥有像明星一样超高的颜值，以及完美的身材，而很多女性朋友都把完美的身材定义为体重秤上的数字，拼命地节食，错过了无数的美食，甚至吃一些腹泻类的减肥药，结果重量减了，却没见“说好的好身材”。

减肥是女性之间谈论的永恒话题，女性朋友往往都很乐于跟小姐妹们分享最近看到或者听说的管用的减肥方法。经常有女性朋友问我减肥的好方法，也有不少跟我分享她们瘦身的秘诀。可是她们中的很多人所用的减肥秘籍都是错误的。让我讲讲我所遇到的两个真实案例吧。

误区一 饥饿减肥法，重量下去了，身材在哪里？

甜甜是一个时尚达人，拥有着得天独厚的外在条件，长得青春靓丽，可是有一点她对自己始终不满意，那就是她的体重。甜甜总是跟朋友们说自己是微胖界的，可是认识她的朋友都知道她虽然不算骨感，但身材比例却很匀称。甜甜却始终把目光盯在体重秤上，于是她就迷上了节食减肥。你别说，经过甜甜的坚持不懈，她的体重果然直线下降，原本就只有102

斤的她，经过两周的节食，掉到了94斤。可是这样的减肥效果并没有让甜甜变得美丽，她发现节食减肥后的她不再像以前那样神采飞扬、魅力十足，原本自己引以为豪的曲线也开始慢慢松弛下来了，连朋友都问她最近是不是身体不好，感觉整个人清瘦了好多。单位组织的一次体检更是吓坏了甜甜，体检结果显示她有脂肪肝。而医生分析可能是因为她长期节食造成气血不足，营养不良而伤害了肝脏。

的确，采用饥饿减肥法，人的体重会很快下降，可是体形却未必会改善，反而还很容易伤了“元气”。一个美丽的女人应该是拥有健康的身体和匀称的身形，这样才能称为真正的美丽。

误区二 单一的减肥方法，如何拥有完美身材?

茜茜是她们部门出名的小胖妹，特别爱吃，同事们总爱拿她开玩笑，有什么好吃的也总想着带给茜茜吃。虽然茜茜表面上满不在乎，跟大家有说有笑，可是心里却暗暗受伤。而且她发现，凡是公司有接待或者应酬的工作，领导们从来不让她参加，她就只能默默地做同事们“背后的女人”。这也让年轻的茜茜心里暗自郁闷，于是她决定开始减肥。与甜甜不同，茜茜选择了运动减肥，她每天晚上都会在楼下跑步，可是让她郁闷的是，体重是减下来了，可是为什么身材还是很差呢?

其实，我们的身上藏着很多容易淤积脂肪的地方，比如脸颊、腰腹、臀部、胳膊、大腿等，想要每个部位都看起来完美，要针对不同的部位对症下药。

在这里我想跟大家分享一下我平时保持身材的方法，希望对大家有帮助。那就是一日三餐照吃不误，但每餐只吃七八分饱，吃完饭之后不要马上坐着，而是应该站立或慢慢行走30分钟。饮食上，多食用黑木耳、黄瓜、海带、冬瓜、豆芽、猪血。

每天睡觉前揉20分钟肚子，主要是按摩天枢和关元这两个穴位。这个是我经常讲到的，天枢穴分管的是我们的胃，经常按摩能够帮助我们的身体把垃圾清理出去，再把身体需要的元气给补回来。而关元穴分管的是我们的肾，能够帮助女性排毒、调理睡眠。我常说这两个穴位很聪明，它们对身体的调理是双向的，也就是说如果你太胖了，它可以帮你减肥，如果你太瘦了，它可以让你变得丰满。

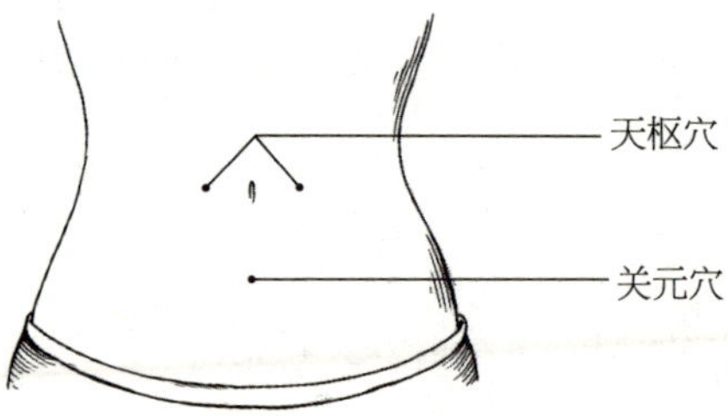

按摩天枢穴和关元穴让你拥有完美身材

还有每天如果能哈哈大笑10分钟，减肥效果也会特别好。哈哈大笑10分钟，既能疏通肝气，令心情变得快乐，还可以减肥，又不用花钱，是最好的减肥方法。

针对不同的部位的特殊减肥方法，我将在后面的章节具体介绍。

化瘀排毒，甩出体内的垃圾

在我的微博和博客上向我咨询最多的就是减肥的问题，其实大部分肥胖的女性都有一个共同特点，她们中的大部分都伴有便秘、大便不规律、月经不调或口臭等症状。说白了，就是体内的毒素堆积太多，没有及时排出去，从而造成肥胖这种有损美丽的问题。想要减肥，化瘀排毒，甩掉体内的垃圾是关键。

在此之前，我想先问大家一个问题，你知道人体究竟储存了多少斤垃圾吗？我相信大家肯定猜不出来。说出来吓死人，据不完全统计，最少有5公斤，最多可达20公斤呢。大家听了是不是特别吃惊？那么这么多垃圾都是些什么呢？

这些垃圾主要由三大部分组成：第一大部分就是肠道中储存的陈腐粪便，这些粪便少则有1公斤，多则有15公斤，其中还不包括每天正常排出的粪便；第二大部分就是肝脏、胆囊中储存的腐败胆汁、胆红素结石、胆固醇形成的栓塞物等，这些垃圾少则有0.5公斤，多则有5公斤左右；第三大部分就是关节部位储存的各种无机盐类垃圾，这些垃圾多达3公斤左右。

人体的内脏，跟我们居住的房子一样，需要天天打扫灰尘，扔掉垃圾。回忆一下，每当我们经过垃圾站时，大老远就能闻见臭味，这就是长期堆放垃圾的后果。

人体也一样，毒素不及时排出，越积越多，在体内发酵，上泛引起胸闷、口臭、痘痘；在腹部囤积，形成小肚子；腹部器官受毒素挤压变形，腹胀时时来袭；子宫卵巢受挤压，功能失常，导致月经不调；月经不调让人情绪不畅，情绪不畅损伤肝气。我们的身体里，肝负责排出胆汁，胆负责储藏胆汁，胆汁帮助肠胃消化，一旦肝气受阻，胆汁排出量减少，肠胃就更加消化不良，毒素更排不出去。如此反复恶性循环，口臭、长痘、发胖就像蚂蟥一样叮住你不放了。试想一下，如果甩掉这些瘀毒和垃圾，我们真是想不瘦都不行啊！

那么问题来了，我们该怎么化瘀排毒，甩掉体内的垃圾呢？说到这个问题，我想起了我的一个老同学小朱，上学那会儿的她虽然算不上是校花级的人物，但是整个人高高瘦瘦的很漂亮，班里不少男同学都很喜欢她。后来听说她去了上海工作，有一次她来北京我们聚会，看到她的时候我们几个老同学都没认出来。原本就一米七以上的身高，再配上她现在略显臃肿的身材，现在的她完全可以用“彪悍”来形容。

在聊天的过程中，我仔细观察她的脸，虽然施了粉黛，可是依然遮不住她满脸的褐斑。小朱的性格属于比较内敛型的，去了上海这个完全陌生的城市，没有什么朋友，她的性格和情绪就更加偏执了，再加上工作也不顺利，与在学校那会儿的“众星捧月”差距比较大，她更多时候是宅在家里吃零食、看电影，后来身材就越来越胖，一发不可收拾。

上学那会儿我跟小朱的关系就不错，看着她现在这个状态，我也十分替她着急，就提出来帮她调理一下，这可把小朱高兴坏了。

我告诉小朱可以试试排毒通瘀汤，方子很简单，用香附、苍术、川芎、栀子各20克，冰糖50克，加入1.8升水一同放入砂锅中浸泡1个小时。

然后放在炉灶上大火烧开后，小火慢炖45分钟。等到汤凉凉之后，过滤，弃掉滤渣，将汤水放入冰格中冰冻。每天早晚拿出两块排毒通瘀汤的冰块，用滚烫的开水冲泡就可以了。简单方便，真正让女人全身无瘀，身轻如燕。

同时我还教她可以在肚子上拔罐，每星期两次，每次10分钟。主要拔天枢（仰卧，肚脐旁开3横指，左右各拔1个）、大横连带脉（天枢穴往外，靠近腰部位置，左右各拔1个）、中脘（仰卧胸骨下端和肚脐连接线中点，拔1个）、关元（仰卧,从肚脐到耻骨上方画一线，肚脐往下五分之三处，拔1个）这几个位置，不仅能减肥，还能排毒清宿便。

3个月后，小朱在微信上跟我说，自己的体重明显减轻了，直夸我的方法很有效。我提醒她说，除了坚持喝我的排毒通瘀汤之外，也要记得经常锻炼，多和朋友出去聚聚，爬爬山、跑跑步啥的，不要整天宅在家里，这样对身体健康无益。

补泻结合，这样减肥才彻底

曾经有一位高中生给我写信咨询我减肥的方法，她告诉我说，她叫媛媛，今年16岁了，是一名高二的学生，当时她们同学当中特别流行一种叫作“30天减肥法”的减肥方法，据说可以不用依靠药物和运动达到减肥的效果，说白了就是一种“节食减肥法”。我也听说过这种减肥法，大体上就是把这整个减肥过程分成3个阶段，第一阶段完全断食，第二阶段只吃少量的水果和蔬菜，后面的10天可以正常饮食，只吃六成饱。媛媛一开始也尝试了，可是第二个阶段还没结束，自己的胃就吃不消了，有一次甚至在体育课上晕倒了，可把她的父母吓坏了。媛媛还告诉我说，原本她的月经还算正常，可是进行那个减肥法的时候她的“大姨妈”推迟了两个礼拜才来，而且“大姨妈”来的时候小腹特别疼。

其实别说媛媛这种高中生原本处在长身体的阶段了，一般人如果不是因为身体内毒素太多而导致的瘀胖，原本也是不应该减肥的，更别说用这种“纯泻”的节食减肥法了。现在很多的减肥方法和减肥药，要么是让你减少食物的摄入，要么是让你不停地拉肚子，大多强调的是“泻”，虽然能帮我们把身体里的脏东西排出去，可是如果不补给，那我们的身体不是也被泻虚了吗？

中医上有一种说法是，我们的健康状况就像一个跷跷板，大多数的时候都处在左右摇摆的状态，很少是绝对平衡的。我们需要做的就是尽量调整，如果跷跷板向左倾斜，我们就可以补一点，如果向右倾斜，我们就可以泻一点。这个对减肥也是同样适用，我们身体的胖瘦也像跷跷板一样处在平衡状态，补可以理解为补充补品，泻就可以理解为排除毒素。在传统观念中，一般认为泻能够减肥，其实补也可以减肥。但中医讲究“过犹不及”，泻多了，补多了，都不利于减肥。

我给媛媛回信告诉她不要轻易节食减肥，她告诉我说，她最担心的就是自己的小肚子，只要稍微多吃一点，小肚子就能长好多，而且脸上青春痘还特别多。听她这么说，我就给她推荐了一种补泻穴位按摩法，既可以排毒通瘀、减肥消痘，对她的身体健康也是非常有益处的。

具体就是，用泻法点天枢穴（肚脐眼旁开2寸）、滑肉门穴（天枢穴往上1寸），用补法点关元穴（肚脐眼下3寸），早中晚各点3次，每次点到穴位发胀、发酸为止。这3个穴位都位于腹部，泻法点穴时，点住穴位往下微推，让气往下走，力量稍微使大一点，但以自己能承受为宜；补法相反。

大家可能对补和泻不是很理解，我给大家讲一下。其实“泻”就是排和解。中医把通、排总结为吐、汗、下三法：吐，主要是指把胃里的不洁物质吐出来；汗，即物理性升温或服用开窍发汗之药物通畅汗腺；下，即排泄，一般使用大黄、芦荟等泻下之药作用于肠道，通泻宿便。通排之法对于实证的排毒效果立竿见影，这里用泻法点天枢穴就是“排”。但是对于身体来说有些废物是不可能全部排出的，因此，中医讲究还需进一步化解体内毒素。就像抽脂减肥时，要先震碎皮下脂肪，然后才能用负压吸管吸出来，如果不震碎皮下脂肪，而直接插入吸管是断然吸不出脂肪的。用泻法点滑肉门穴即是“解”。

人体仅靠单纯的泻是不行的，泻了以后，身体不恢复原有功能是不行的，许多只讲泻不讲调补的做法是对患者的不负责。排毒的同时要保证人体不致虚弱，要做到“通不致虚、补不留邪”。而用补法点关元穴，可大补元气，使清阳之气上升，同时增加肠胃动力，恢复人体肠胃运化功能。补泻结合，泻是手段，补是目的。把人的身体状态调整到健康状态，是一种相对科学、完善、负责任的排毒减肥方法。

用了我的补泻穴位按摩法之后，媛媛写信告诉我，按摩完当时就能听得见自己的肠子咕噜噜地叫，毒素分解，10天就减掉了4斤，坚持半个月，不再长新痘痘，一个月后，痘痘基本消失。她还把这个方法告诉了自己的同学们，同学们反映效果都还不错。

一碗减肥汤，化瘀又塑形

现在想减肥的人很多，可是懒人也很多，很多人想一边吃一边瘦，也有不少人不愿意在减肥这件事上投入过多的时间和精力，毕竟减肥是一件不容易的事，很多人都是因为稍微懒了一下，就更胖了。

邢阿姨就因为女儿太懒不愿意减肥这件事而操碎了心，于是她托人找到了我，告诉我说，她的女儿小蕾今年都29岁了，可是还没有男朋友。邢阿姨把这一切都归因于小蕾太胖了。邢阿姨说："唉，我家那个闺女啊，从小就惯着她，想吃什么就买什么，结果就导致她现在这个身材。她还不觉得自己胖，也最讨厌别人说她胖，一说'胖'这个字她就急。让她去做运动减肥，也给她买了两本您的书，她都不愿意照着做，您说我该怎么办？"

听了邢阿姨的话，我心里也略有些无奈，可怜天下父母心！我就告诉邢阿姨说："小蕾不是就爱吃吗？那你就每天给她做一碗减肥汤，让她每天都吃，材料都是我们平时经常用的，也不会让她察觉。"

我给她推荐的减肥汤就是黑木耳黄瓜魔芋减肥汤。准备黑木耳、黄瓜、胡椒粉、盐、魔芋粉，将准备好的原料洗净切好，放入加水的锅中煮开，将魔芋粉倒入锅中勾芡，加入盐和胡椒粉调味即可。从营养上来说，黑木耳、黄瓜、魔芋等食物中都含有高倍的膳食纤维，能够促进胃肠蠕动，有排毒、减肥、减脂的功效。中医认为，黑木耳具有补肺补肾的功效，能够补气益血、排毒通瘀。魔芋热量低，可排人体毒素，还能帮助排出人体多余的水分。每餐喝半碗减肥汤后，其他菜就可以按正常的用量食用，既可以减肥，又可以滋补！

一段时间后，邢阿姨告诉我，自从给小蕾做了这个减肥汤之后，她就爱上了这个汤，每顿饭之前都想喝一碗。小蕾的体重也慢慢地减轻，身边的朋友看到了小蕾的变化都夸小蕾变漂亮了。这也增加了小蕾的信心，让小蕾认识到减肥的重要性，现在除了每天都喝这个减肥汤之外，也开始认真阅读健康养生方面的书籍。邢阿姨还高兴地告诉我，现在小蕾在和一个还不错的男孩子交往，年底就准备订婚了。

其实肥胖并不像我们表面看的那么简单，它也是分虚实的。从中医角度上辨证，有的人体内湿气较重，而湿气裹着毒素，形成了像痰一样难清理的东西，毒素越积越多，人也越来越胖。这一类人就是虚胖，也就是我们所说的“喝口凉水都长肉”的人。虚胖体质的人一般食量不大，身体很容易疲累，手脚容易有肿胀感，尤其是下半身非常容易发胖，脸色一般偏白，讲话虚弱无力，怕冷，肌肉比较松垮虚浮。虚胖的女人必须提高脾胃的输运能力，把积累的毒素排出体内。可以尝试一下补虚减肥浆，用黄芪4盐勺、炙甘草1.5盐勺、炒白术2盐勺、大枣（去核）1颗，生姜4片，磨成粉，用开水冲服，每天早晚各一次，每次一汤匙的量即可。以7天为一个疗程，经期停喝。不同人体质不同疗效也不同，一般3个疗程后体重就可以明显减轻。

还有的人饭量很大，但又不爱运动，消耗少，能量都堆积在人体当中，这一类属于实胖。总结起来就是吃得多、胃口好、不爱运动，慢慢脂肪就堆积了，人也就胖起来了。实胖的女人比虚胖的女人减肥要困难一些，要以减脂为主。可以尝试一下减脂浆，用荷叶3盐勺、桃花10朵、黑木耳鹌鹑大小一块、陈皮27根、枸杞36粒、菖蒲3盐勺，磨成粉，用开水冲服，每天早晚各一次，每次一汤匙的量即可。长期坚持，小胖妹也可以变身身材匀称的小靓妹！

而我们这里介绍的减肥汤，对实胖的女性和虚胖的女性都有效！

动静之间，肚子上的“游泳圈”消失了

许多上班族长时间坐在办公室里，缺乏运动，脂肪很容易堆积在腹部的位置，这个地方有个好听的名字叫“爱的把手”，但也有个有趣的名字叫“游泳圈”。无论是男性还是女性都对“游泳圈”深恶痛绝。经常有人会嘲笑肚子上有圈的人：“你这几个月了啊？”被嘲笑的人只能无奈地笑笑。

俗话说，裤腰长一寸，寿命减五年。腰腹部肥胖跟我们的健康有着最直接的关系。在我们的腰部，有一条经脉叫带脉，绕腰一圈。人体的经脉大都是纵向循行的，而带脉是横向循行，像一个联络员一样，把这些经脉联络在一起，互相协同作战，为人体的健康保驾护航。一旦腰腹肥胖，带脉的功效就会下降，连带人体的健康就会亮起红灯。而且带脉还管辖男科病和妇科病，带脉不通畅，男性容易患男科病，比如前列腺炎、阳痿等，女性容易患妇科病，比如盆腔炎、月经白带异常等。所以，减腰腹不仅仅是减肥，还是维护健康的重要手段。

小璟是一个长得很标致的女孩，一米六八的身高，配上一双有神的大眼睛，让人看着就喜欢。可是小璟也有自己的苦恼，那就是她隆起的小腹。“张老师你不知道，有一次我坐地铁还有人给我让座，我当时尴尬得都想找个缝钻进去。”一边说着她还一边把腰上的一圈肉揪起来给我看。

据小璟说，这个情况在她毕业工作之后越来越严重，之前虽然也有“游泳圈”，但不像现在这么严重。小璟的工作性质要求她一直要坐在电脑旁，长期久坐导致身体的痰湿等全部堆积在腰腹部，身体就回报给我们一个“游泳圈”了。

对于腰腹部的减肥，我曾经在书中介绍过一种蛇舞，就是每天像蛇一样扭动全身，每次扭动10～15分钟，不用扭得太快，只要扭到全身发热和出汗就可以了。后来很多读者朋友看过之后都给我写信，表示不知道该怎么操作，其实我所讲的蛇舞，是没有固定招式的，你觉得怎样扭起来更自然，就怎样扭，有点像武侠小说里的无招胜有招。对于中老年女性或者腰部受过伤的女性朋友来说，她们的腰部可能不是很灵活，可以学习竞走运动员竞走，或者在原地像转呼啦圈一样扭动。我建议小璟可以在平时工作累了的时候，尤其是上午9点到11点脾经经气比较旺盛的时候，去休息间扭动一下，既能排毒，又能消除“游泳圈”。当然平时在家更是随时随地都可以练习，包括做饭或者做其他家务的时候，还可以配上一些动感的音乐，心情舒畅，也有利于淤积在身体中的毒素排出去。

通过给小璟诊断，我发现她舌体肥大，舌苔白厚，还经常感到浑身无力，我判断她是脾虚型肥胖。“游泳圈”的出现，与女性脾气虚弱分不开。脾主肌肉，一旦脾气虚，最先松弛的就是腹部，“游泳圈”就随之而来。想要消除“游泳圈”，最应该的就是健脾补脾。

我给她开了个方子——补脾减腰茶。准备茯苓、薏米、当归、黄芪各100克，将它们磨成粉，然后用热水冲着喝，这么一服可以喝一个月。当归、黄芪能够补气血，气血充足，脾就有足够的动力把淤堵在腰腹部的毒素和浊物排出去，“游泳圈”自然就消失了。

足三里穴是健脾要穴，可以把食物转为营养物质。对于因脾气虚而发胖的人，应常按足三里穴；而食欲总是很旺盛的人，则应该按捏“止饿穴”内庭穴（正坐，脚底部，在第二趾根下约三厘米处），3～5分钟就能控制食欲。

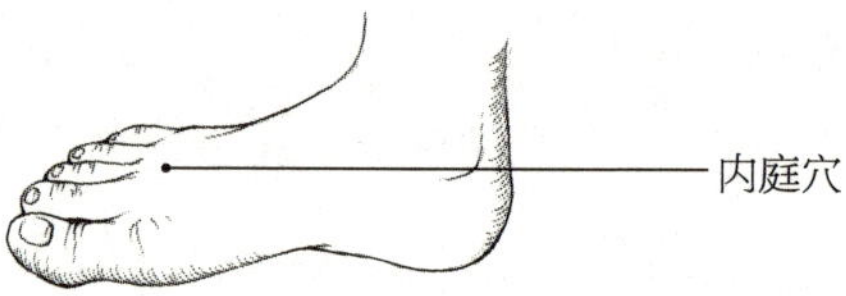

内庭穴：人体自带的止饿穴

3个月后，小璟非常开心地来找我，指着自己的肚子说：“张老师，您看，我的小肚子彻底不见了。您的方法真是太棒了。好多朋友现在都说我是魔鬼身材。”听小璟说，最近有一个很优秀的男生在追求她。

“樱桃樊素口，杨柳小蛮腰”，不仅在唐代推崇杨柳扶风般的小蛮腰，现代女性对小蛮腰的追求更是热烈。每天喝一杯补脾减腰茶，经常扭扭腰，跳跳蛇舞，按按足三里穴，动静之间，肚子上的“游泳圈”消失了，拥有迷人小蛮腰就是这么轻松！

减肥通瘀，学会脊柱调节法

侯女士可是一位大人物，她是一家跨国公司的中国区执行总裁，在职场上雷厉风行，绝对是响当当的风云人物。可是她也有苦恼，年轻的时候为了打拼事业，也没顾得上身体，经常熬夜加班，现在职位越来越高，体重也跟着直线上升。应酬多再加上工作压力大，使得原本风姿绰约的“铁娘子”，变成现在略显发福的女人。体重增加而带来的身体疾病让侯女士很担心，于是她四处托人找到了我，请我给她调理一下。

了解了侯女士的病症之后，我给她演示了一套脊柱调节操，让她工作之余在办公室或者家里锻炼，拉抻全身的筋骨，不仅可以减肥通瘀，还能帮助调理她因为高强度工作而落下的颈肩病、腰痛反复发作等症状。脊柱调节操能够增加女性朋友腰部的柔韧度，同时兼具减双臂、减腿、防止腿部静脉血栓、疏通气血、通经活络的功效。

脊柱调节操练习起来很简单。一开始保持身体自然站直，处在放松状态，双脚与肩同宽；深深地吸一口气，吸气的同时双臂上举；然后把举起的双臂和头颈，以及腰部，都往后仰。上半身整体后仰时，让吸进的气在小腹部顺时针转一圈，同时想象这股清气正在清洗体内的浊物。向后仰时吸进去的那口气尽量多吸一会儿。然后缓缓呼气，上臂垂直向地面方向下压，双腿绷直不能弯曲，同时想象体内的毒素已经随着呼气被带出体外。

脊柱调节操是一种全能型的保养方法，外可以调理脊柱（包括颈椎、胸椎、腰椎、骶椎、尾椎）、肩膀、胸部和四肢，内可以调理气血和筋骨，保养胸腔与腹腔。这个动作反复做9遍，可以拉抻全身的筋。筋长一寸，寿延十年。练习简单，没有副作用，不会导致人受伤，也不会反弹，是最简单有效的养生方法。

按照我给她演示的动作，回家练习了一个月之后，侯女士跟我反馈说，明显感觉身上轻松了，走起路来也轻盈了许多，脸色也不再像之前那样苍白。我告诉她这套脊柱调节操可以调节全身各个部位，除了能够减肥之外，还能增强身体的柔韧性，尤其是在治疗肩颈疾病、电脑综合征、鼠标手、肌肉无力等各种亚健康疾病方面，疗效更加显著，而且男女老少都可以练习。侯女士还特意请我给她的公司员工也编排了一套脊柱调节操，让员工下午的时候集体锻炼一下，既为员工的健康着想，也能够提高他们的工作效率。

各位女性朋友也不妨按照我介绍的步骤回家练习一下，如果再配合我之前提到的一些减肥排瘀的饮品，效果更佳！

让女人的每个部位都完美

每当夏天来临，对女性朋友来说真是有人欢喜有人忧，身材完美的美眉喜的是又可以在炎炎夏日大秀自己凹凸玲珑的身材，而一些美眉忧的大概也是自己不是很完美的身材又要暴露出来了！

有一次跟一位朋友约在了一家咖啡馆谈事情，在等朋友的时候，无意间听到了旁边座位上两位二十五六岁的女孩子的聊天。两个女孩五官都还算清秀，一个女孩稍微胖一些，另一女孩看起来瘦瘦的，可是身材都不算完美。胖胖的女孩跟瘦瘦的女孩抱怨道："亲爱的，我最讨厌的夏天又要来了，我这身上的肉又要暴露出来了！我多希望可以一直过冬天，把自己裹成一个球，把身材上所有的缺点都给遮住。唉，三月不减肥，五月徒伤悲，六月徒伤悲，每个月都徒伤悲啊！如果能像你这样就好了！"瘦瘦的女孩也抱怨道："我是看着瘦，但是身上的肉又特别松。你看我这松松的'蝴蝶袖'，还有小肚子，夏天也不敢穿贴身的T恤或者没有袖子的衣服啊！"

不知道你有没有这样的忧虑，明明身材不胖，却有一张肉嘟嘟的脸，如果再加上一个象征着肥胖和衰老的双下巴，总给人胖乎乎的视觉冲击；炎炎夏日，根本不敢穿短裤，因为走起路来大腿上的肉乱晃荡；不敢穿无袖的衣服，因为上臂自带“蝴蝶袖”；不敢穿贴身的衣服，因为腰部会围一个“游泳圈”；不敢穿紧身的牛仔裤，因为臀部的曲线太过松垮，总体就是给人一种软塌塌的感觉。

如果你有这些忧虑，那么你的福音就到了！接下来我就教大家几招来攻克我们身材上的难题，让我们身体的每个部位都完美。

○瘦脸操——攻克小圆脸

我们从上向下开始，首先要攻克的是小圆脸问题。如今，流行小脸美人，谁都不想明明身材很好，可就是有一张肉嘟嘟的脸。在这里我要教大家一个瘦脸操，很简单，只需要花费你5分钟的时间。在介绍瘦脸操之前，首先给大家讲一下我们脸上的8个瘦脸穴位，它们分别是：承泣穴、攒竹穴、太阳穴、迎香穴、颊车穴、地仓穴、承浆穴、下关穴。每天早晚彻底清洁脸部、涂抹护肤品之后，将食指弯曲，以两只手食指的第二关节轻轻地刮脸，起到按摩和提拉功效。刮脸的手法要轻，顺着九条路线（下巴正中到耳垂，嘴角到耳中间，人中到耳朵上方，鼻翼旁到太阳穴，下眼袋到太阳穴，上眼皮到太阳穴，眉头到眉梢，印堂到太阳穴，额正中到太阳穴），要注意从下往上刮，切忌来回刮。之后用3根手指的指腹沿着下颌轮廓按压，用大拇指向上提拉按压，去除法令纹，同时按摩颈部来疏通喉咙下方堵塞问题。用食指和中指夹住耳朵，按摩耳部周围的肌肉。坚持一个月，很快能够看到效果，不仅能对脸部起到提拉紧致的作用，还有瘦下巴的功效哦！

○减臂操——和“蝴蝶袖”说拜拜

其次要攻克的身体难题，那就是“蝴蝶袖”，也就是我们俗称的“拜拜肉”。它藏在胳膊底下，让我们的玉臂略显粗壮，每次挥手与朋友道别，它也会凑热闹般地跟着晃动起来，要多尴尬有多尴尬。“蝴蝶袖”听着名字很美丽，长在胳膊上却一点都不美，它不仅影响美观，而且还是身体有瘀的一种表现。我们的身体中凡是有血管的地方都有淋巴管，淋巴管负责收集体内的液体，过滤其中的毒素，生成淋巴液回到血液中。如果这些细小的淋巴管淤堵了，就很容易出现“蝴蝶袖”。从中医讲，胳膊脂肪堆积的部位是心包经和心经循行走过的路线，大家都知道心主血脉，减胳膊就是给血液排毒，就是调养心脏。接下来我就教大家一种减臂操。首先将左手臂由前向上伸直，右手从肘关节开始握住左臂，向上按压，直到手臂感到酸痛为止，右臂亦然；然后双手向前伸直，双手画圆，向外画圆20次，向内画圆20次；接下来将两手臂侧方打开，将手搭在肩膀上，然后前后画圆，每个方向各20次。坚持几周就会有明显的效果。

○瘦腿茶——喝出美腿和美臀

再次要攻克的就是我们松垮的大腿和臀部。梨形身材是中国女性的标准身材，这样身材的女性大腿、臀部和胯部的肉比较多，如果不够紧致就很容易松松垮垮。

想要有迷人紧致的双腿，我给大家推荐一款瘦腿茶。准备黄精5片、怀牛膝3根、山药5片，用来泡水，也可以将其制成一个便携的茶包，在办公室里也可以轻轻松松地瘦腿。但是要注意的是第一次泡的茶水要倒掉，泡了一天后可以把茶包里面的黄精和山药吃掉。当然女性朋友也不妨试试爬楼梯，可以起到紧致、提升臀部的作用。

有句话说得好：没有丑女人，只有懒女人。只要努力，我们身体的每个部位都可以完美！

第五章

经期化瘀，女人每月的必修课

月经不调都是瘀惹的祸

无论微博、博客还是线下书信往来，有相当一部分女性朋友都爱向我咨询关于月经的问题。都说女人是水做的，无论你是花样的少女，还是已为人妻、人母的少妇，无论经历着轰轰烈烈的青春，还是感受着日到正午的美好，每个月的那几天，都会有“老朋友”的陪伴。它总是按时地出现在你身边，又准时地离去，一旦它的出现或离开出了差错，我们的健康也会因此受到影响。

在一次关于“女性朋友如何调理月经”的养生讲座中，我提到了月经不调和瘀的关系，当时就引起了女性观众朋友们的激烈讨论。我当时提到“只要月经不调就是瘀，这在中国自古以来就是一种共识”。传统中医辨证认为，引起月经不调的原因有很多，但它们都有一个共同特点，那就是与肝、脾等脏腑功能失常、气血阴阳失调分不开。说白了很多时候就是身体有了瘀。

其实这些都很容易理解，我们的月经都是血啊，肝肾同源，肾是人的先天之本，女子又以肝为先天，肝藏血，肾精化血，都是跟血有关系的。我们女性的身体又很容易瘀，一旦肝、脾等脏腑功能失常、气血阴阳失调，身体有了瘀，我们的“老朋友”就很容易在来的路上或者离开的路上拥堵或者迷失，月经就很容易不调。

不过月经不调也需要辨证分治，分为以下几种。

○肝郁气滞型

一些女性朋友长期承受着工作和生活的压力，很容易导致肝气郁结，气郁不舒很容易郁而生热，灼伤阴血，还会影响脾胃，脾虚后很容易生血不足，月经不调就随之而来。这个我自己就有亲身经历。那还是2009年的时候，我家老人脑卒中复发，住院了，我接到电话之后开始各种着急和焦虑。我记得很清楚当时正好是月经第一天，就是因为这么一着急紧张，月经被生生地憋了回去。其实这是很危险的事情，不过还好我自己会调理，我回到老人身边之后，一边给老人做调理，一边也给自己调理。肝郁气滞造成月经不调，如果调理不好，很容易导致子宫肌瘤等严重的妇科疾病。

这类女性朋友的调治应该以疏肝理气为主。我当时给自己用白芍15克、当归12克、茯苓15克、白术9克、香附12克、郁金12克、木香6克、炙甘草6克磨成粉，制成理气逍遥茶，每天喝一次，香附、郁金、木香用来疏肝理气，当归、白芍用来养血调经，茯苓、白术用来健脾和中。喝了一段时间，再配上一些针灸调理后，很快就恢复正常了。

○寒凝血瘀型

对于这一类病因造成月经不调的女性朋友，我有的时候很心疼，也很无奈。大家都知道女性一定要注意保暖，很多女性却非常不注意，在月经期间或者产后过多地食用生冷的食物，或者是淋了雨，外感寒邪。

我们的血液主要就是水，水在寒冷的情况下会结冰，我们的血液受了寒虽然不至于结冰，但很容易凝结成块。身体受了寒，血液凝滞了，就会出现月经滞后、月经量减少、经血中夹杂着血块以及腹痛等症状。这类月经不调者应该以温经散寒、养血行瘀为主。该如何调理我将在下一节具体介绍。

○痰湿瘀滞型

有很多女性朋友因为工作比较忙，不能每餐搭配合理的饮食，或者因为饮水少造成了血液过分黏稠，痰湿瘀滞导致气血运行不畅。这类女性朋友一般月经周期延后，月经量较少，月经血液颜色呈现淡红色，质感黏腻，像痰一样。

这类月经不调者应该以化痰燥湿为主，可以用陈皮6克、茯苓20克、苍术10克、白术10克、香附12克、枳壳12克、当归12克、川芎9克打成粉，制成化痰燥湿茶，每天喝一次，其中陈皮、茯苓、苍术、白术可以用来化痰燥湿、和胃健脾，香附、枳壳可以用来理气行滞，当归、川芎用来活血调经。

当然最重要的还是应该养成规律的作息习惯，拒绝熬夜，拒绝贪睡，拒绝吸烟，拒绝饮酒，拒绝精神刺激和情绪波动，多吃一些新鲜的蔬菜，少食用辛辣寒凉的食物。

寒瘀痛经，女人的常见病

很多女性朋友都害怕“老朋友”的到来，因为只要“老朋友”来了，就不得不面对痛经这个魔障。在行经前后或者行经期间，会出现下腹和腰骶部位疼痛，严重的甚至会出现腹部剧烈疼痛，面色苍白，手脚冰冷，有这种情况的女性占很大的比例，在年轻女性中更为常见。

每次痛经发作时，女性朋友都会痛苦不堪。晓哲就是这样的一个女孩，晓哲是看了我的讲座之后来找我的，当时陪她来的还有她的好闺密琳琳。晓哲今年18岁，刚刚来北京上大学，据她说，从上高中开始，她每次来例假都疼得直不起腰来，有很多次都不得不跟老师请假回家。上一次来“大姨妈”的时候，她正在和琳琳逛街，可是疼得不得了，她差点晕过去，把琳琳也吓坏了。晓哲跟我说：“张老师，每次来‘大姨妈’对我来说都是一次折磨。琳琳就不一样，她每次来例假都没有任何疼痛的感觉，太让人羡慕了！”

我给晓哲诊了一下脉，发现她脉象沉迟，手的大鱼际这个地方青筋特别多，同时在与她沟通病症的过程中，我也发现她月经周期经常延后，月经量很少，颜色暗淡，特别怕冷。她每次痛经的时候盖上厚厚的被子，进行热敷就会好很多。我判断她这是寒瘀痛经。晓哲告诉我说，她每次痛经到不能忍受的时候，都会吃止痛片，可是又不敢每次都吃，怕会形成依赖。

我告诉晓哲应该先去医院排除器质性的病变，比如说子宫腺肌症等，如果是子宫里长了东西，就必须去医院进行手术。排除了这些问题之后，再要做的就是温经散寒，平时一定要注意保暖。琳琳跟我说，晓哲从小就特别爱美，她俩从小一起长大，晓哲从来都是低腰裤、露脐装，大冬天的还常常露着大腿。晓哲告诉我，如果让她不穿这些漂亮的衣服，她觉得生活会变得暗淡很多。

我能理解这些爱美的小姑娘，我也爱美，年轻的时候也喜欢露出性感的小蛮腰和大长腿，但我有个小秘方，让你既可以美，又可以健康，轻轻松松缓解痛经。那就是每天晚上在后腰部和小腹部各贴一张暖腹贴，可以从秋天开始。这个网上有卖的，但要注意买质量好的，因为有些劣质的暖腹贴比例配得不太好的，温度太高了，容易烫伤皮肤。感觉特别烫的时候，可以再加一条毛巾隔一下。

每天睡觉的时候贴，因为人在睡觉的时候是最容易受凉的，有时候背一拱，就露在被子外面了，很容易受凉。西医研究发现，人在睡着之后，体温会下降，这也就是为什么有的人睡前感觉很热，睡着之后就不热了。所以说，每天这么贴两贴，能帮助我们抵御寒凉。暖腹贴一般可以持续发热12小时，贴一晚上，早上起床准备上班之前就把它撕掉、丢弃，白天你该怎么着怎么着。

就这样从秋天开始，一直贴到第二年春天暖和了之后。一年之后晓哲跟我说，整个这一年她都没有痛经。我告诉她，如果你连续贴3年，有可能根治。之前有很多人说女人生过孩子之后就相当于一种重生。对于未婚的女性朋友来说，以后你生孩子的时候，一定要坐好月子，科学地坐好月子，保暖好了，补养好了，是可以把这个寒气逼出体外的，从此以后就不再痛经了。

除了暖腹贴，还有一种艾灸膏，每天晚上洗完澡之后，在整个后腰部，还有前面的小腹部，涂抹一层艾灸膏。涂完之后，如果能在前后各按摩10分钟效果更好，当然不按摩效果同样也很好。

涂完艾灸膏之后，可以穿上比较光滑的棉质睡衣，然后在后腰部和小腹部各贴一张暖腹贴，千万不能穿毛绒的，毛绒的贴不住就掉了，条件允许的可以在腰上围一圈护腰。晚上睡觉的时候要记得穿双袜子，因为我们睡着之后，我们的脚心有可能是露在外面的，我们脚上有60多个反射区，尤其是脚心这个地方有涌泉穴，是肾经的一个穴位，这个寒气会从脚心源源不断地往身体里面灌，还是在受寒，所以建议穿一双比较宽松的棉袜，如果太勒的话，可能会勒得难受，睡不着觉。抹艾灸膏，穿秋衣，然后贴暖腹贴，围护腰，穿棉袜睡觉即可。第二天起来，也不用去擦艾灸膏，因为已经被吸收了，不需要管它，如果说还有一些残存的话，就自己擦一下。千万要记住早上起来不可以洗澡，这个月经期是可以贴的，但孕产妇不建议贴，因为这个暖贴可以活血化瘀，可能会导致流产。

月经错后，女人应该怎样调

月经的到来都是有一定的规律的，正常周期是28天，如果“大姨妈”提前或者晚来了就是病，得治。按照严格的中医标准来说，月经延迟或者提前3天以上就代表着你的身体在发出疾病预警。如果一直这么推后或者提前的话，你的身体可能就有瘀了。

晓鸣4年前与男友经过8年的爱情长跑而修成正果。原本以为迎接他们的是幸福的家庭生活，可是不孕却成为阻碍他们幸福的大问题。因为要孩子的问题，两个人没少争吵，还要面对双方父母的压力。晓鸣和老公这两年都到医院做过检查，查不出什么问题来，可就是怀不上孩子。经过几番周折，晓鸣找到我，经过诊治，我发现问题主要出在晓鸣的身上，而解决问题的关键就是把晓鸣推迟的“大姨妈”先调理正常。

晓鸣是一类典型的肾虚型月经推后患者，正常的女性朋友月经周期是28天，而她一般是40天左右。除了月经推后，她每次月经量也特别少，颜色暗淡，且特别稀，每次来月经的时候都感觉腰酸腿软、眩晕耳鸣。

根据她的病症，我让她回去服用当归调经茶，用当归10克、熟地15克、山药10克、杜仲10克、牛膝10克、山茱萸5克、炙甘草4克，磨成粉做成茶包用沸水冲泡服用，能够滋阴补肾、活血止痛。经过一段时间的调理之后，晓鸣的月经周期、月经量、经血颜色和质地都渐渐地正常了，现在她的儿子都已经一岁半了。

造成月经推后的原因也有很多，而肾虚型月经推后的朋友占很大的比重。这类人群通常月经初潮的年龄都比较晚，像是我们大部分人都是十二三岁就来“大姨妈”了，可是肾虚型月经推后患者可能要到十五六岁才开始。这类女性通常伴有带下症状，意思就是说，不来月经的时候白带量比较多，但是质地比较稀薄。如果读者朋友中有月经推后的，现在不妨拿起一面镜子照一下，看看自己是不是面色发黑，而且还有那种若有若无的暗斑，伸出舌头看看自己的舌头颜色是不是也很暗淡，舌苔是不是发白，如果是，这与肾虚也有很大的关系。

气滞也是造成月经推后的重要原因。这一类女性除了月经推后之外，月经量一般时少时多，可能这个月特别多，下个月就特别少了。月经颜色一般呈暗红色，还有血块。气滞型月经推后的女性有个共同特点，就是月经之前常伴有情志不舒，情绪很不稳定，有的时候会突然很抑郁，感觉前途一片渺茫，有的时候则很容易发火，看谁都不顺眼。对于气滞型月经推后的朋友，可以选择服用逍遥散、柴胡疏肝散等药物，不过药物要在医生的指导下服用。

有不少女孩子喜欢漂亮，也不注意保暖，寒气侵入身体当中，结果风度有了，温度没了，健康也没了。这种女孩子很容易出现寒瘀型月经推后。这类女孩在调理上要以驱寒为主，可以试试姜汁红糖水，或者是姜汁红糖配白酒，驱走寒气，调理月经。

月经紊乱，如何让它“步入正轨”

在本章我提到了月经提前或月经推后都是病，应该治。或许有读者朋友就会有疑问了：“张老师，月经提前或者月经推后有什么危害呢？”

月经提前和推后的危害都不小。孕产期、哺乳期这些阶段都跟血有关系，月经紊乱的根源也是血的不通畅。对于未婚女性来说，月经不调首先影响的就是她们做母亲的权利。有不少女性因为不孕来我这儿调理，前面提到的晓鸣就是其中的一员。对于中年女性来说，月经紊乱很容易造成提前闭经，女人闭经就意味着更年期提前到来，脸和身体的皮肤松弛，人会迅速衰老，严重了还会造成卵巢早衰以及其他的妇科疾病。

月经紊乱，中医临床辨证分为3种。

○肝郁型月经紊乱

月经时间不固定，月经量也是有时多有时少，颜色呈现暗红色，有血块，胸胁、小腹、乳房胀痛，郁闷不舒，总是无缘无故地感觉郁闷，总想叹气，甚至会怀疑人生的价值。整个胃部和上腹部有肿胀感，却没有排泄的感觉。肝郁与情绪有很大的关系，比如说生活和工作的压力会导致情绪的变化等。当然除此之外还与滥用激素类药物，尤其是紧急避孕药有很大的关系。

端端这个女孩子我有必要提一下，她是一个对爱情很有憧憬的女孩子，对她的男朋友也特别顺从。上大学的时候不顾家里的反对，她和男朋友一起在学校附近租了个房子同居。同居之后不免就要发生性关系，但是男友每次都会提出不想使用安全套，她也就无条件地服从了，事后她又怕怀孕，就只能服用紧急避孕药，结果月经也随之紊乱了。这紧急避孕药和常规避孕药可是不同的，紧急避孕药主要的成分就是激素。紧急避孕药最伤肝脏和肾脏，滥用药物的后果就是造成肝郁了，月经也就紊乱了，还会导致内分泌失调、肥胖、长斑、长痘、脱发、不孕。想要避孕，常规避孕药是可以服用的，紧急避孕药却不可以长期服用，最好的措施还是使用安全套。

肝郁型月经紊乱的朋友调理就要疏肝理气，同时注意调节自己的情绪。可以尝试一下理气逍遥茶，用当归、白芍、炒白术、茯苓各30克，炙甘草6克，薄荷3克，生姜3片，打成粉，每次一汤匙，制成茶包，用沸水冲泡服用。可以缓解郁闷，养血调经。同时配合一套推肝胆经的手法，效果更佳。

○肾虚型月经紊乱

这类朋友除了月经紊乱之外，月经量也特别少，经血颜色暗淡，还会伴有腰酸膝软、眩晕耳鸣、小便频多、眼睛无神、舌质暗淡、舌苔薄白。这类女性很容易脱发，脱发量比一般人要多，头发早白，或者容易开叉断裂。这类女性如果调理不好，很容易患腰椎间盘突出、颈椎间盘突出等骨头方面的疾病。而调理关键就是把肾气固足。这里的“固”和“补”还不一样，就拿我们的钱包打个比方。每个月挣的钱是一种“补”，如果花掉了，就是没有“固”住。如果挣了钱，存一部分，合理开销一部分，用于投资理财一部分，这就是“固”住了。想要使肾气充足，除了“补”，最关键的还是要“固”，需要“投资理财”。肾虚型月经紊乱，可以尝试固阴茶，用党参30克，熟地、山药、山茱萸各20克，菟丝子、五味子各15克，炙甘草10克，磨成粉，每次一汤匙，制成茶包用热水冲服，早晚各一次。此茶性平，价格也便宜。除了中药调理之外，也可以在后腰的位置用艾灸膏配合发热贴，补肾的效果特别好。

○肝郁肾虚型月经紊乱

这类朋友与肝郁型的朋友一样，都有月经紊乱，月经量有多也有少，同时还会伴有腰膝酸软、头晕耳鸣、乳房胀痛、烦躁易怒等症状。如果怀疑自己是肝郁肾虚型月经紊乱患者，可以自己对着比较光亮的地方照一下镜子，看看自己的舌头，如果舌质暗淡，就表明是肝郁肾虚型月经紊乱。调理以疏肝补肾、调补气血为原则，可以服用疏肝补血茶，用阿胶30克，白芷、荷叶、百合、枸杞、茯苓、香附各20克，磨成粉，每次一汤匙，制成茶包用热水冲服，早晚各一次。

月经过多，找准根源对症调理

从多年帮助女性朋友调理的经验中我发现，大多数女性可能会注意自己月经时间准不准，却很少关注自己的经血流量是多还是少。关注月经量的多少与关注月经时间是否准确同样重要。

不过在此之前，我们需要先明确一个问题，那就是月经量多少才算多。医学上认为，月经血量在20～60毫升属于正常范围，超过80毫升就属于月经过多了。我们当然不可能把月经量这么精确地测量出来。我就大体用卫生巾的用量来计算一下，一般来说我们一天需要换3～5片卫生巾，每个周期应该是不超过25片的。如果你用了超过30片卫生巾，而且差不多每片卫生巾都是用到了最大极限，就属于月经过多了。我们这里说30片主要是为了排除一些爱干净的女性，她们更换卫生巾的频率比较高。

中医上认为，月经过多的类型有3种。

○气虚型月经过多

第一就是气虚造成的月经过多。这类朋友月经量多，颜色特别淡，月经很稀，来月经的时候，整个人感觉特别疲倦，浑身无力，都不想动。因为中医讲，气虚则湿不化，湿不化就是脾不行。脾有运化水湿的功能，如果你的脾的功能减弱了，这个水湿就不能及时地运化出去，就会淤积在皮肤底下，也包括舌头，这时我们的舌头会是胖大的，舌头边缘有齿痕。

好友悦悦就是这样的，她自己开了间小咖啡屋，每次来月经的时候，店都不想开，哪怕你拉她去玩儿、去看电影，她都不去，说话都没劲儿，无精打采的。她经常跟我说来月经的时候小腹有种往下坠的感觉，可是又坠不出来，气短懒言，感觉自己没劲，做一点什么就大喘气，连话都不想说。

她这就是典型的气虚造成的月经量多。可以用黄芪30克、当归6克磨成粉，做成茶包，用开水冲泡饮用。黄芪是补气的佳品，当归有通气、提高免疫力的功效。

我之前提到了两个穴位——关元和气海，平常没事的时候揉一揉这两个穴位，把手掌搓热，把穴位搓热，然后再来按揉，也是可以的。其实还有一个方法，大家都爱做，让你在玩乐中就能轻轻松松地调理身体。那就是唱卡拉OK，但是要用关元气来唱。比如你随便唱一句，用这个地方的气和用丹田气是不一样的。

按照我的方法调理之后，悦悦在例假期时的疼痛症状得到了缓解，每天看着她神采奕奕的，我也为她感到高兴。

○血热型月经过多

第二种是血热。这类患者除了月经量特别多，月经颜色也偏深红，还特别稠。血热型月经量多患者来月经的时候会心烦，面色发红，尿黄，大便干结，舌头特别红，舌苔是黄色的，口渴，老想喝冷饮。其实这个时候反而不能喝冷饮，喝冷饮也是不管用的，这类朋友需要做的是养阴，平日可以多吃一些山药、枸杞等食材，也可多吃一些鸭肉。

○血瘀型月经过多

第三种是血瘀。这类患者除了月经量过多、颜色紫暗有血块之外，来月经的时候，小腹会疼痛，而且疼痛的时候不能按，越按越痛。舌头也是发紫发暗，有的舌头上还有瘀点。

血瘀型月经过多患者可以试试山花茶，对血瘀的效果是很好的，就是用红花一小撮、玫瑰花5朵、月季花3朵，制成茶包后冲服就可以了。如果在药店或者茶馆买不到，可以尝试在网上购买。一定要注意，泡茶的时候，第一遍泡的水倒掉，相当于洗茶，从第二泡才开始喝。

月经过少，分清原因用对方

有的人月经量过多，每次都超过80毫升，也有人月经量很少，每次连20毫升都不足，或者是月经来了不到两天就干净了，这类女性朋友就是属于月经量过少。

中医上认为，月经过少的类型有3种。

○肾虚型月经过少

第一种是肾虚型月经过少。这类朋友经血颜色偏淡，月经偏稀，来月经的时候会明显感觉腰酸腿软、头晕耳鸣、夜尿频多、夜间盗汗。

小林因为月经量非常少来找我调理身体，我当时诊断她为肾虚型月经过少。小林就有个特点，晚上睡觉不喜欢盖被子，按她的话来说就是“夏天盖被子太热睡不着，我最多也就盖盖肚子”。其实我们的脚是很容易被风寒侵袭的。

白天的时候，阳气在外，阴气在内，就是营卫之气，卫气是白天行于阳夜晚行于阴。对于阴虚的人来说，晚上睡着之后，阴气不足，阳气太盛。就相当于太阳太毒辣一样，太多的阳气在身体里，阳气会由内向外蒸我们的骨头，就感觉特别热。

如果这时脚露在外面，外面的阴气较重，冷空气不断地侵袭我们的脚，我们身体表面是凉的，而骨头却是热的，就很容易腿抽筋。这样也就解释了为什么有的人睡着睡着觉，脚就会不自觉地抽搐。这个寒气就会往我们的身体里面进驻，加重肾虚。就像一个恶性的循环，你越觉得燥热，不盖被子，肾虚症状越会加重。所以一般来说我会比较推荐穿一双袜子睡，想要保养好，不要错过这些生活小细节哦！

我当时给小林推荐了一款增精补肾粥，让她每天当早餐来食用。方法很简单，用淮山药20克、茯苓粉20克、枸杞10克和黑米20克煮粥，可以适当加一点红糖。当然有条件的话，加黑糖是最好的，黑糖的补肾效果更好一些。或者不加糖，加黑葡萄干也可以，补肾又提味。

在喝这个粥的同时配合拉肾经的动作，腰背挺直坐在瑜伽垫上，两腿向两侧拉伸。后来小林跟我说，按照我的方法调理之后，她总是感到身体暖暖的，月经量也正常了许多。

○血瘀型月经过少

第二种是血瘀型月经过少。这类朋友月经颜色呈紫暗状，有小血块，小腹疼痛拒按，越按越疼，舌头是暗红的，或者是舌头上有瘀点。这类朋友可以试试我的调经化瘀法。在脚的内踝骨往下是一块子宫反射区，每天晚上洗完澡之后，涂抹一点护手霜，将手指弯曲，用骨节从上往下刮，力度一定要有往下渗的感觉，每只脚刮10分钟左右。有朋友向我反映，采用我这个调经化瘀法，当晚月经量就明显增加了。

同时可以配合饮用姜红糖水，这个在超市可以买到，当然我们也可以在家自己熬制，更安全放心。把生姜拍碎了，放在锅里熬煮，再加入红糖，就熬出了姜红糖水。喝完之后，立刻刮我们脚上的子宫反射区，效果最好。刮完后，一定要注意马上穿上袜子保暖。当然如果在刮之前能用生姜50克、红花和艾草各10克一起煎水来泡脚，泡完脚之后再喝姜红糖水，再刮按子宫反射区，三管齐下，就更管用了。有的朋友月经推迟不来，用这个方法一刮完就来了，很管用。这个是临床上非常管用的一个方法。

○痰湿型月经过少

第三种是痰湿型月经过少。这类朋友月经颜色呈淡红色，而且月经特别稀，也有可能黏稠，中间会夹杂一些像痰液那样黏稠的东西。这类朋友中绝大部分的体形都有点虚胖，给人一种肉嘟嘟的感觉。看起来挺胖，但一点都不结实，有点外强中干。这类朋友一般特别容易胸闷，可能你会发现只要干点活、走点路就大喘气，甚至容易恶心、呕吐。而且平常白带比较多，比较黏稠。舌头的颜色也是比较淡的，而且通常是胖大，也有可能会有齿痕。

有什么好方法能改善痰湿型的月经过少呢？我们的身体上有一个穴位叫丰隆穴，是临床上公认为化痰效果最好的一个穴位。丰隆穴位于小腿前外侧，外踝尖上8寸（腘横纹至外踝尖一共16寸），距胫骨前缘二横指处，经常按压，化痰、化水又化湿。没事就可以敲一敲，上下班的路上，乘坐公共汽车或者地铁的时候，没事就敲敲丰隆穴，在小腿上，很容易找。上班的时候没事可以揉一揉、按一按。现在有一种按摩戒指，有牛角材质的，戴在手上按摩穴位，省力又方便。

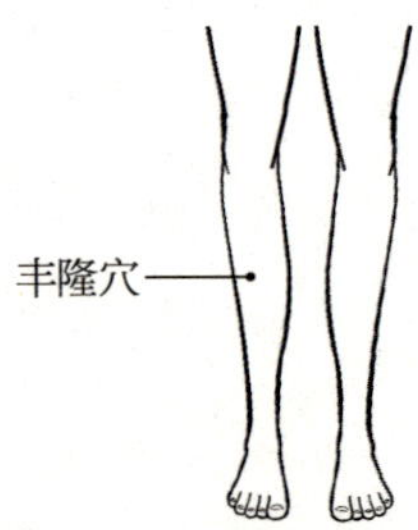

丰隆穴是公认的化痰妙穴

崩漏，说到底还是因为血瘀

近几年来，我发现很多女性朋友不知道什么是崩漏，也不知道自己身体出现的症状就是崩漏。

娟娟今年28岁，在一家私企做行政秘书，我们初次相识是在一次养生讲座上，她陪朋友一起来听讲座。后来她在微博上私信我说，自己最近几次来月经一直淅淅沥沥的，每次月经量不多，但持续了两周多，“大姨妈”一直不走，她很担心。我告诉她你这是崩漏了，她还打了个疑问:“什么是崩漏啊？”

“崩漏”虽说是一个词，却代表了两种状态，一种是崩，也就是说女性朋友月经期间阴道大量出血，突然出血，来势急，血量多；另一种是漏，也就是娟娟的这种状态，淋漓下血，来势缓，血量少，或者经期延长达两周以上。

崩和漏的出血情况虽然不同，但中医辨证的机制是一样的，而且在疾病发展过程中还经常相互转化，血崩日久，气血耗伤，可变成漏，久漏不止，病势日进，也可能变成崩。中医认为，崩漏的主要原因就是冲任失调［注：冲为太冲脉，任为任脉。这两条脉都属于经脉的奇经八脉。任脉调理阴经气血，为“阴脉之海”，任主胞胎（子宫和卵巢）；冲脉为“十二经脉之海”，掌管女子月经及孕育功能。冲任同起于胞宫，相互交通。故冲任失调就是指冲任二脉的功能出现障碍，导致妇科疾病的发生]，二脉受到损伤，不能够制约经血。而引起冲任不固的原因有脾虚、肾气虚、肾阴虚、肾阳虚、虚热、实热、血瘀等。

○血热型崩漏

这类朋友一般发病比较急，月经血量骤然增大，而且颜色多呈紫红或深红色，质地黏稠，或有小血块，血味有点臭。患者常伴有心烦、口干渴、大便秘结、尿黄等症状。舌头发红，舌苔黄，脉滑数。

○阴虚血热型崩漏

这类朋友月经每月都是毫无规律地来临，淋漓不止或骤然量多，血色深红。身体常常一阵一阵地发热，口干咽燥，手足心热，有时会有失眠症状。舌红苔黄，脉细数。

○阴虚火旺、肝肾阴虚型崩漏

这类朋友月经出血量多或淋漓不止，颜色鲜红，腰酸腿软，肩背酸沉，头晕、目眩、耳鸣、颧颊部赤红、手足心热，记忆力减退，甚至潮热盗汗、口干、尿频尿急。舌红苔薄，脉弦细而数。

○气滞血瘀型崩漏

这类朋友月经漏下，淋漓不止，经期延长，持续难净。有时会骤然下血很多，色紫黑有块。小腹疼痛，如果按摩会更痛，血块下来后疼痛减轻。舌头紫暗或有紫斑，脉沉涩。

○肝气郁滞型崩漏

这类朋友经前胸胁胀痛，尤其是乳房胀痛，性情急躁，易怒；头晕头痛，口干，尿黄，大便干结。月经量多，色红或深红，黏稠有块，月经每月来得无规律，有时候是崩，有时候是漏。舌质红，苔薄白，脉弦滑稍数。

○脾肾阳虚型崩漏

这类朋友月经忽然崩下，或出血量少而淋漓不止，血色淡红或紫暗，质稀。面色无华，气短无力，食少胸闷，心悸，怕冷，失眠，出冷汗，腰脊酸软，小腹空坠，大便稀。舌淡红，脉沉细。

○脾不统血型崩漏

这类朋友经常伴有头晕目眩、面色苍白，脸面部、眼袋部及下肢部皆水肿。食欲减退，大便稀，心跳异常，失眠。月经量多，色淡质稀。舌质淡，苔薄白，脉细缓。

○气虚下陷型崩漏

这类朋友月经突然量多而下，或淋漓不尽，色淡红，质清稀，味道非常腥。面色发白，精神倦怠，不想言语，心悸怔忡，或小腹空坠，不思饮食。舌色淡红，舌苔薄，脉细弱。

○湿热内蕴型崩漏

这类朋友常伴有下腹部灼热，尿黄尿频，白带黄稠有恶臭味，月经量多，色紫红，舌红，苔黄腻，脉滑数。

所有类型的崩漏，都可以吃云南白药粉或妇血宁救急，暂时止血。但治本还需要根据以上9种类型加以辨证，合理调治，才能根治。如果能够配合上我自创的艾灸穴位止崩漏法，效果会更好。

我让娟娟近期来我这儿调理一下，我给她采取了艾灸穴位止崩漏法。首先在她的地机穴上施温针灸，把银针刺进穴位，在针柄插上艾灸粒，点燃艾灸粒，让艾灸的药力借助刺入穴位的银针作用于穴位和经络之上。再用针刺她的太冲穴、隐白穴和神阙穴施以灸法。20分钟后她的经血暂时止住了。之后我建议她每晚的5~7点，肾经当令之时都可以自己灸烤或按揉隐白（正坐，足着地，在足大趾甲内侧缘线与基底部线之交点处）、太白（足内侧缘，当第一跖骨小头后下方凹陷处）和地机（正坐，在小腿内侧，当内踝尖与阴陵泉的连线上，阴陵泉下3寸）各15分钟，每天坚持，到下个月来例假的时候就会好了。果不其然，到了第二个月娟娟的“大姨妈”如期走了，娟娟那颗悬着的心也终于落地了。

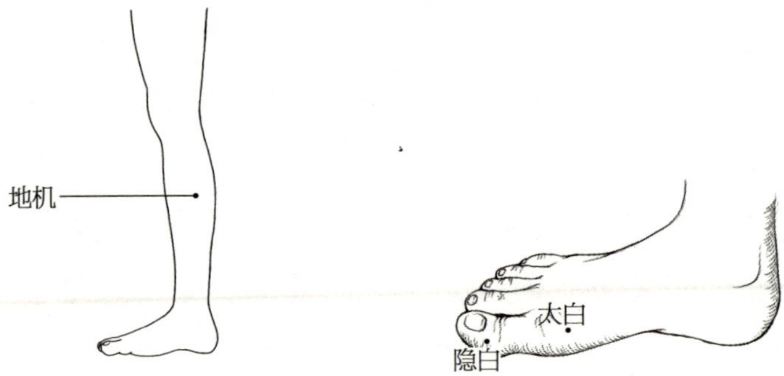

地机、隐白、太白：止血固本的关键穴位

经期按摩，化瘀排瘀正当时

每个月总有那么几天，有一位“亲戚”会来看我们，我们得“好酒好肉”，并以一个健康的身体去迎接她的到来。如果身体有了瘀，这位“亲戚”堵在二环上，那么她就会生气了：“姨妈很生气，后果很严重。”

做好经期按摩，化瘀排瘀正当时。下面我就给大家介绍几个调节月经的穴位，大家平时可以经常按摩一下。

○三阴交穴

三阴交穴位于小腿内侧，脚踝骨的最高点往上三寸处（自己的手横着放，约四根手指横着的宽度）。三阴交是脾、肝、肾三条经络相交汇的穴位。其中，脾化生气血，统摄血液；肝藏血；肾精化血。女人只要气血足，那些月经先期、月经后期、月经先后无定期、不来月经等统称为月经不调的疾病都会消失。只要每晚9～11点，三焦经当令之时，按揉两条腿的三阴交各15分钟，就能调理月经，还能祛斑、祛痘、去皱。还可以用艾条灸疗。将艾条点燃放在靠近穴位处，前提是保证局部皮肤温热而不烫伤，每个穴位灸10分钟。要注意的是，月经期不要按摩三阴交穴，否则可能引起经血增多。

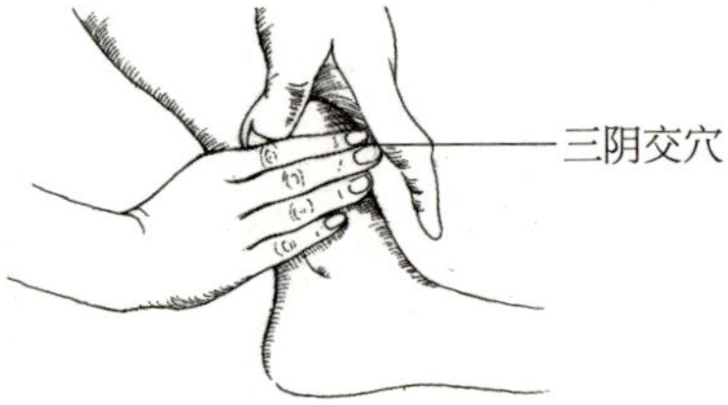

三阴交穴：调理月经，祛痘、祛斑、去皱

○血海穴

血海穴位于大腿内侧膝上，屈膝，找到髌骨内侧端上两寸，股四头肌内侧头隆起处即是。血海穴顾名思义就是血的海洋，是脾经所生之血的聚集之处，闲来无事用大拇指按压血海穴3～5分钟，就等于在刺激血海的血液向四周运行。血液运行通畅了，月经量少的问题自然就可以得到解决。

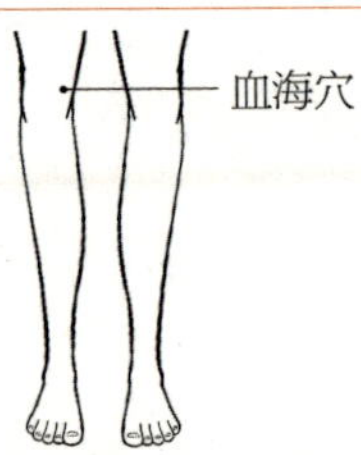

血海穴：促进血液运行

○关元穴和气海穴

关元穴位于脐正中直下三寸（约四横指）处，而气海穴在肚脐正中直下一寸半（约两横指）。经常用手掌轻轻地按揉小腹，能够温肾固本、理气和血。

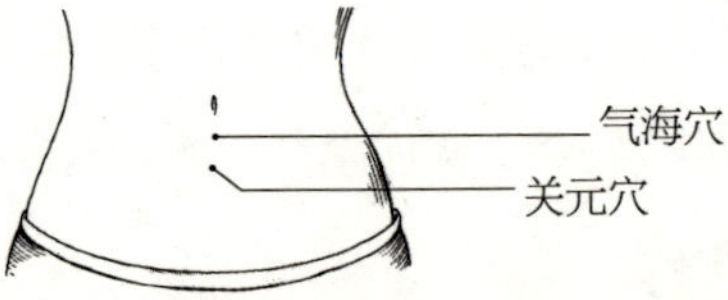

关元穴、气海穴：温肾固本、理气和血

○肾俞穴

肾俞穴位于第二腰椎棘突下，后正中线旁开一寸半。两手掌贴于肾俞穴，中指正对命门穴，也就是第二腰椎棘突下凹陷中，意在于守命门，双掌从上向下摩擦50次，使局部有温热感。对虚寒带下、月经不调有很好的防治作用。

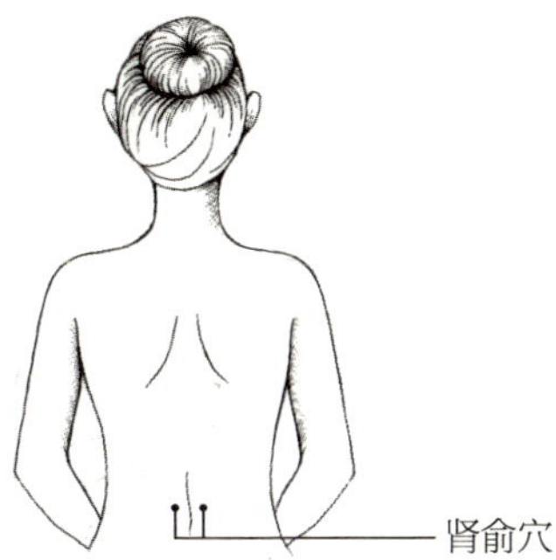

肾俞穴：防治虚寒带下、月经不调

值得注意的是，月经期间，我们的盆腔会充血，腰部会有些酸胀感，这个时候一定不能盲目地大力按摩或捶打腰背，否则对子宫内膜剥落后创面的修复愈合会很不利，可能导致流血增多、经期延长。而且穴位按摩需要对症的，一定要在医生的指导下进行。

经期按摩除了能够化瘀排瘀，还能够丰胸。下面给大家介绍几个丰胸的穴位，分别是从锁骨数下来第三根肋骨处向两侧平移至乳头上方的膺窗穴，乳头中央直下一肋间处的乳根穴，体前正中线上、两乳头中间的膻中穴。以拇指或食指指腹按压穴位约5秒后松开，再按压为一次，连续按10次为一回。每天做6回，有空时就可以做，坚持下来，我们的胸部会有意想不到的变化哦。

孕前调理，你重视了吗

子宫里的新生命，也是女人的好医生

适量运动是孕妇最好的化瘀药

通乳师通的不仅是乳汁

坐好月子才不会留下疼痛的种子

流产后也要坐个月子来化瘀

与宝宝隔着一道瘀血的女人

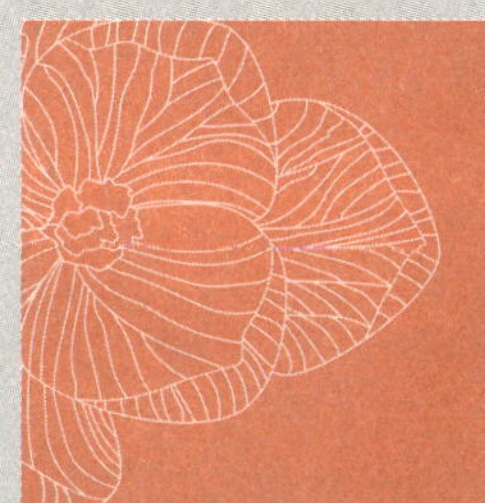

第六章

孕期化瘀，照顾好自己的身体

孕前调理，你重视了吗

怀孕是一个女人一生中最重要也必须经历的过程。生育是女人的一种本能。可是女人真的“会”生娃吗？

想要生个健康的宝宝，孕前调理很重要。雪晴和萱萱是大学舍友，也是好闺密。两个人毕业后都留在了这所城市，也都嫁给了很优秀的男生，现在都生育了一个漂亮的宝宝。雪晴从小身体就比较弱，而萱萱却是学校的体育健将，萱萱常常“嘲笑”雪晴，说她是落入凡间的“林妹妹”。正是因为雪晴从小身体底子差，她的妈妈就带她来找我做了孕前调理，吃了4个月的中药，也听了我的话去医院做了孕前的各项检查。

而萱萱从小就是假小子的性格，体质也好，仗着自己身体好，从来都是冰镇饮料不离嘴，她的妈妈每每都劝她快要孩子了，不要再吃这些冰凉食物。看雪晴进行了孕前调理，她妈妈也想带萱萱来我这里调理，可是萱萱从不当回事，只说自己身体好，不像雪晴那般娇弱。结果娇弱的雪晴从怀孕到生宝宝一直都很顺利，生完孩子之后，身体也不似之前那般娇弱了。相反，身体棒棒的萱萱却在怀孕中反应特别大，生完宝宝后身体也大不如从前了。

每个女人都以为生孩子是自己的本能，忽略了孕前调理的重要性。女人怀孕前首要任务就是照顾好自己的“大姨妈”，我想经过上一章的讲解，大家应该对“大姨妈”的重要性有了直观的了解了吧。打算生宝宝的女性朋友们，要特别关注自己的“大姨妈”，就按照我上一章说的，一有明显的不调就要及时进行调理。一般来说，在准备怀孕的前半年到前3个月期间是调理的最佳时期。

孕前必要的一项调理工作就是“暖宫”，子宫是胎儿成长的温床，寒冷的子宫就像冰窖一样，并不适合胎儿的生长。所以在孕前，女性要特别注意小腹的保暖，尤其是在空调环境下工作或者是那些经常一坐就是一天的女性朋友，更应该特别注意腹部的保暖。中医上讲究阴阳平衡，准孕妈妈们如果在孕前能够把身体调理到相对平衡的状态，不仅对孩子身体好，对孕妈妈身体也是一次改善的机会。

怀孕是女人一辈子的大事，也是一个家庭首要的大事。怀孕期间由于女性内分泌会有一些变化，孕期不适随之而来。对于孕妇来说，其身心的调节是非常重要的，尤其是在怀孕的前3个月，也就是流产高发的孕早期。中医认为，孕早期调养重在调心，孕妇不妨多去看看花草，呼吸一下新鲜空气，保持心情的舒畅开朗，来安胎养神，至于那些令人烦忧的事，不妨就把它们抛在脑后吧！

一些孕妇在早期的时候会出现严重的妊娠反应，比如反复恶心、呕吐、反胃等症状，这个时候不妨来一杯柠檬蜂蜜柚子茶缓解一下呕吐的症状。怀孕的妈妈比较容易急躁上火，很容易出现便秘症状，茎叶类的蔬菜不妨多吃一些，其中富含的膳食纤维可以帮助孕妈妈们促进胃肠蠕动，缓解孕期便秘症状。

中医认为，女人怀孕期间要注意劳逸结合，饮食规律，保证充足的睡眠，不能过度劳累，以免伤胎。但也不要整天待在家里坐着或躺着，否则气血不流畅，会不利于分娩。

子宫里的新生命，也是女人的好医生

现代女性越来越追求自我、追求解放，担心生了宝宝之后就会限制原本无拘无束的生活，还会影响到自己的事业，越来越多的现代家庭选择加入“丁克”一族。其实十月怀胎虽然辛苦，但在收获可爱的宝宝的同时，女性朋友还可以获得一次重生的机会。

苗苗是大学的老师，我跟她是在一次讲座中认识的，那个时候的她还是一名在读研究生，说实话她的长相并不出众，皮肤偏黑偏暗，脸上还尽是青春期留下的痘印。那次认识了之后，她就成了我的忠实读者，一直按照我写的书来调理身体，我们也一直在网上有互动。我再次见到苗苗的时候，她已经怀孕4个月了，除了凸显出的小腹之外，苗苗的气色和皮肤状态也惊艳了我。怀孕后的她变得容光焕发，皮肤更加光洁，原本的痘印都淡化了。我告诉她，怀孕和分娩可是改善体质的好时机，这个时期我们身体的基础代谢会增加，身体的内分泌也能得到更好的调节，皮肤自然更加光洁，而且更有弹性。只要做好产前和产后的调理，这种美丽会一直延续的。

我告诉她，她现在这个时期最关键的就是调养身心、滋养气血，要注意心态的平和，太劳会气衰，太逸会气滞。在饮食上也应该以滋阴补血为主，可以尝试用党参30克、熟地10克、龙眼肉10克、红枣10颗，做成茶包用沸水冲泡10分钟后代茶饮用，滋阴补血。用黑豆100克、红枣10颗，配合排骨炖汤来养血补气。总之，饮食应注意多样化，多吃蔬菜水果来通便利便。

在中国民间流传着这样一种说法，女人生过孩子，就像花开了一样，浑身上下都通透了，要是不生，就像花骨朵憋着开不出来，不捂出病来才怪。虽然只是一种民间说法，却蕴含着一定的道理：子宫里孕育的新生命，也是我们女人的好医生。

还有一种说法也广为流传，生完孩子之后女人就不会痛经了，其实这个有一定的道理。西医认为，痛经主要是由于子宫内膜脱落时释放一种激素，引起子宫收缩，进而导致邻近组织供血不足，产生暂时性缺氧。怀孕期间子宫附近的神经末梢大量减少，生完孩子后只有少量恢复，这样在很多情况下，就算收缩，也不会有太大的痛感。

还有一种说法我们肯定也不陌生，就是如果生女孩，妈妈痛经的问题会遗传给女儿，这就完全没有道理了。有很多女孩子会说，我妈妈痛经，我也痛经，似乎这就是遗传了。其实这并不是遗传，这只是生活习惯的影响。如果读者朋友们自己有了痛经的“根”，又不想传给自己的女儿，就得从小监督她改掉不良的习惯，注意保暖。当然先天体质会有一点影响，比如说母亲体质不好，孕育出的孩子发育可能也不太好。不过后天的生活习惯因素才是起决定作用的。这也就是为什么高血压这种病很容易出现家庭聚集性，你想如果一家人每天顿顿红烧肉，饮食又偏咸，不高血压才是怪事！

许多妇科疾病，如乳腺癌、子宫内膜异位症都与妇女的生育有关，通过孕育新生命能帮助减少子宫肌瘤、子宫内膜癌和卵巢癌等疾病的发病概率，减少乳腺病变的可能性，同时对妇科炎症也有治疗作用。

适量运动是孕妇最好的化瘀药

生命在于运动，运动有益于人的身心健康。孕妇十月怀胎，她们的心、肺、肾等内脏器官所承受的负担加重，变得很容易疲劳、嗜睡，活动也越来越不方便。大部分孕妇自从怀孕之后更是变成了家里的“大熊猫”，享受着国宝级的待遇，经常不是坐着就是躺着，父母和丈夫几乎包揽了所有的家务。

小宁是我一个长辈的女儿，从小就是家里的掌上明珠，嫁了个老公更是对她宠爱到极致。小宁最近怀孕了，家里人连班都不让她上了，让她专心在家养胎，小宁对此倒是很乐意，终于可以名正言顺地赖在家里，只吃不干活了。可是我却对她的健康很担心。果然，一次跟小宁妈妈逛街，她告诉我说，不知道小宁最近怎么了，明明没让她干什么活，她却总说累，稍微动一下就气喘心慌的，最近还老腰酸腿疼。

其实，生孩子是个“体力活”，需要孕妇有强健的体质，长期缺乏运动，很容易让孕妇体质越来越差。孕妇如果长期处于坐着或者躺着的状态，很少起身活动，很容易使腰部以及下肢血液循环不通畅，加重怀孕中后期的腰酸腿痛、下肢水肿等症状，适量的运动有利于促进血液循环，提高血液中氧的含量，增强孕妇的心脏和肺功能，是孕妇最好的化瘀药。适量的运动还有助于消除身体的疲劳和不适，使孕妇可以储备更好的精力以备分娩。

孕妇适合做什么运动、运动量多大，是需要根据个人的身体状况来定的，在制订运动计划的时候一定要跟妇产科医生商量，听从医生的安排。一般来说，像稍稍带一点速度的快走、游泳，以及一些简单的瑜伽动作，都是不错的选择。运动前要充分放轻松，运动中要注意做好安全措施，一定要避免强烈的腹部运动，更要避免做任何与别人会有身体接触、碰撞的运动，像羽毛球、网球或者潜水等跳跃性或者是需要爆发力的运动不适合孕妇来进行，这种较有距离或危险性的运动也容易导致胎儿畸形。

小宁妈妈是一名大学教授，家就住在学校里的家属区。我给小宁妈妈的建议是可以每天吃完晚饭带着小宁去学校操场上散散步，根据小宁所能接受的强度来调整，每次散步以半个小时到一个小时为宜。散步也是有一定的技巧的，散步时全身要放松，身体的重心尽量落在脚掌的前部，刚开始可以慢慢地走，适应了之后再渐渐增加速度。不过要注意运动要适度，以不感到疲劳为标准。而且，小宁完全没有必要不工作了专心在家养胎，适量的工作有利于孕妇和胎儿的健康，这样让小宁整天闷在家里，没有人与人之间的沟通交流，呼吸不到新鲜的空气，也很容易使得小宁肝气郁结，影响其健康。

听了我的建议后，小宁不再像以前那样窝在家里当娇公主，而是适当出去运动一下，听小宁妈妈说，她的身体比以前更好了，也不再老喊着腰酸背痛了。现在小宁已经顺利生下了一个七斤二两的男婴，母子都十分健康。

特别提醒，孕妇如果突然发生严重的腹痛、阴道痛或出血、胸痛或严重的呼吸困难等症状，请立即停止运动并及时就医。

通乳师通的不仅是乳汁

母乳对宝宝来说是其他任何食品都无法取代的。母乳营养丰富而全面，是宝宝最理想的天然食品。母乳中含有很多能够增加宝宝免疫抗病能力的物质，尤其是初乳，含有多种预防、抗病的抗体和免疫细胞，这是任何代乳品中所没有的。

宝宝在妈妈肚子里9个月，已经完全适应了妈妈的体质，每一个妈妈的母乳都是为自己的宝宝量身定制的。尤其是对剖宫产儿或者早产儿来说，一定要用母乳喂养。因为宝宝骨骼等都发育不完全，更需要母乳喂养。母乳喂养可以使宝宝发育更好，抵抗力更强。母乳喂养不仅对宝宝有益，对母亲也同样有利，不仅能够起到瘦身作用，更能预防乳腺癌，甚至还可以治好乳腺疾病。

正常情况下，产妇产后两三天内就开始泌乳了，但是一般来说产妇都有排乳不通畅的过程，排乳不通畅其实就是一种瘀，不仅会影响宝宝的健康成长，而且会引起产妇乳腺疾病，乳汁郁积日久或细菌侵入乳房甚至会引起乳腺炎。而乳腺炎是很多孕妇最痛苦的烦恼，“痛的时候如火烧，连碰到衣服都痛”。

佳佳是一名幼儿教师，产后却出现乳汁量少、乳腺不通的病症，乳房产生硬结，胀痛难忍，不能正常哺乳。佳佳告诉我说，从她生了宝宝之后，就一直感到精神疲惫、心烦意乱，食欲也不太好。我问她最近大便如何，她回答我说，最近大便干结，有些便秘。我给她诊断了一下，发现她舌质红，苔薄黄稍腻，脉略数。

产妇产后乳腺不通，乳房硬胀、疼痛，乳汁少或基本无乳汁分泌是近年来产妇常见疾病，催乳师职业应运而生。通乳师通的不仅是乳汁，还有瘀。中医认为，乳房与肝关系密切，如果肝气失调，疏泄功能失职，就会导致气血瘀阻，进而出现产后乳汁不通、乳房变硬等疾病。

明代的一位大医学家薛立斋曾说过，“大抵乳房属阳明胃经，乳头属厥阴肝经，若忿怒伤肝，或厚味积热，以致气不行，窍不通，乳不出，则结而为肿为痛”。而《景岳全书》中也有记载，“妇人乳汁，乃冲任气血所化，故下则为经，上则为乳。若产后乳迟乳少者，由气血之不足，而犹或无乳者，其为冲任虚弱无疑也。”

佳佳的调理以疏肝理气、化瘀消积为主。我建议她饮用通乳茶并配合推肝胆经来催乳。用白芍、枳壳、川芎、赤芍、香附各12克，浙贝15克，青皮、陈皮、甘草各6克，磨成粉，用沸水冲泡饮用，一次一汤匙，一天早晚各一次。

肝胆经怎么推呢？用自己的手掌，自腋窝下开始，顺着往下推到胯部。推之前可以先放一首舒缓的曲子，一边推，一边想象着有一股清泉从胸口飞流直下，迅速浇灭心中那熊熊燃烧的火焰，慢慢让这股清泉滋润自己的肝脏。推肝胆经可以隔着衣服推，也可以直接在皮肤上推，如果在皮肤上推的话，最好还是先涂上五行养生油，或者是薰衣草精油、麻油，都可以，这样既可以避免揉推的时候伤到皮肤，还可以让郁结的肝气疏通得更快。肝胆经疏通了，淤积在胸部的乳汁自然也畅通了。坚持了一段时间后，佳佳的乳房变软，硬结、胀痛消失，乳汁也通畅了。

一般产妇都会有乳汁不畅的症状，所以预防应该大于治疗。平时可以多喝一些催奶的汤水，黄花菜煨猪蹄、黄花菜炖老母鸡汤、鲫鱼豆腐汤、鲜虾、鲜木瓜煮鱼汤等都是不错的选择。除了推肝胆经之外，还可以用热毛巾敷产妇腋下，每天6次。从生产的第一天开始就做，这样可以让产妇乳腺通畅，挤奶顺利。这个方法对治疗乳腺炎也是很有效的。

坐好月子才不会留下疼痛的种子

都说坐月子是女人一生中最好的改善体质的时机，也就是说坐月子给了女性朋友重生的机会。坐好了月子，很多妇科疾病很有可能不治而愈，出月子之后，不仅身体健健康康，面色也比生孩子前美丽动人。而坐不好月子，很有可能给身体健康埋下隐患。

有位读者朋友在微博上留言道："张老师，中国人讲究坐月子，是不是迷信啊，是不是中国女人的专利？你看人家外国人都没有坐月子的。"

老人们经常会告诫家里的产妇："别不好好坐月子，虽然现在是没什么大事，以后有你好受的。"在坐月子期间，不能洗澡，不能洗头，不能吹风，不能出门，不能吃生冷食物，不能下床运动，即使在炎炎夏日也要穿着厚厚的棉衣，裹着厚厚的被褥，把自己从头到脚武装起来，这就像一道军令一样，让很多产妇不得不依照"旨意"行事，生怕落下什么"月子病"。

可是也有产妇有疑问，同是生活在一个地球上的女人，为什么国外的产妇就不用坐月子，而我们却如此娇气？坐月子真的有必要吗？我给的答案是肯定的，只是我们需要科学地坐好月子，不能不信老传统，也不能过分迷信老传统。

产妇经过了十几个小时的分娩过程，体力和精力都大量地消耗，而且经过了妊娠和分娩，母体发生了重大的变化，想要恢复到妊娠前的状态，生殖器官和各系统就需要进入恢复阶段。这一恢复阶段因母体差异而不同，一般需要6～8周，现代医学把这一恢复阶段称为“产褥期”，也就是我们民间所说的“坐月子”。一方水土养育一方人，大部分外国产妇没有坐月子这种习惯也是跟她们自身比中国女性强壮、耐寒分不开的。当然也有大量的调查数据表示，西方女性在步入中年之后各种妇科疾病的患病率要比我国女性高很多，很难说这与她们在产后不坐月子没有关系。而且只要仔细留意就不难发现，外国女人在产后一般衰老得都特别快，身材很容易走形，皮肤也很容易松弛，所以产后月子期的保养还是至关重要的！

有很多女性朋友妊娠前是不痛经的，结果生完孩子之后反而开始痛经了，这都是月子没坐好惹的祸。书函就是这样一位妈妈，据书函说，她在生孩子之前从来都不痛经，可是生完孩子之后竟然痛得死去活来的。书函这种情况属于继发性痛经，就与她生完孩子没坐好月子有很大关系。

那应该如何坐月子呢？生完小孩之后要卧床休息14天，除了吃饭和去卫生间，其余时间均以卧床为佳，有利于伤口恢复和子宫收缩。怀胎十月，我们的子宫里沉积了不少的废物，为了使子宫尽快恢复，排瘀很重要。饮食上，在产后一星期内应该多吃肝脏类食物，多喝猪肝汤或者茯苓汤等，可以将怀胎十月沉积在子宫内的废物完全排出体外，使子宫恢复真空状态，激素分泌自然特别活跃，对血液和淋巴液循环也有帮助，这样便会让产妇的面貌新鲜润泽，皮肤拥有如少女般的光泽且富有弹性。

中医认为，孕妇在生孩子时气血大耗，产后容易因气血两虚而经常出现头晕、乏力、眼花、出虚汗等不适，月子里可以适当喝些米酒，补气补血，调养周身的气血，增加体力。同时，米酒还能增强子宫收缩力，促进恶露排出，有利于子宫早日复原，促进乳汁分泌。

不论是剖宫产还是顺产的产妇，都可以绑腹带。我们的子宫呈倒三角形，宝宝生下之后，子宫腾空，内脏失去支撑，便会自然下垂。除了大肚腩不好看之外，更重要的是，内脏下垂是所有妇科病和未老先衰的根源，绑腹带是为了不让其他器官那么快地往下走，让肚子回缩。此外，原本为内脏下垂体形的人，也可以利用坐月子期间绑腹带来改善体形。

需要注意的是，腹带挑选透气、透汗的白纱布最好，长约个人腹围的12圈半，宽度为30~40厘米，这个在医院一般都有卖的。绑腹带需要家人帮忙，产妇平躺，腰下垫一个枕头，把纱布一圈一圈地由盆骨往肚脐眼方向由下往上绑。绑的时候要注意，下面绑紧一些，往上逐步绑松一些。早晨起床、梳洗、方便完后，就捆上腹带，入睡前将腹带拆下备用。

按照传统，坐月子这段时间是不能洗澡也不能洗头的。事实上，坐月子是可以洗头洗澡的，只是不能用阴阳水洗。这里的阴阳水指没有烧开过的冷热混合水，因为水没有经过煮沸过程是很容易携带细菌的，产妇在坐月子期间全身毛细血管都处于开放状态，细菌很容易进入产妇身体引起疾病。正确的做法是：用完全煮沸的水，自然凉凉至适宜温度，用来洗澡或洗头。而且洗完澡之后，要用最快的速度擦干身上的水，穿衣保暖。洗完头之后也要立即用吹风机的热风吹干头发，千万不能湿着头发，否则湿气和寒气会进入体内，难以祛除。

流产后也要坐个月子来化瘀

现在社会越来越开放了，人们对两性关系的看法也越来越开放。意外怀孕的多了，选择流产的女性朋友也多了。流产分两种，一种是自然流产，大多是因胚胎因素、环境因素或母体因素而导致妊娠终止，另一种是人工流产，就是人为地终止妊娠。不管是哪种流产，对女性朋友的影响都是巨大的。

初次见小鱼的时候，这个小姑娘的装扮就让我印象深刻，头发染成绿色，鼻子上打着鼻钉，耳朵上挂了一串叮叮当当的东西，漂亮的五官被厚重的烟熏妆遮住了光彩。她是来找我调理痛经的，在聊天中我发现她的性格也是火辣辣的，对自己流过产的事实丝毫也不避讳。别看她小小年纪，却已经做过3次人流，她还一脸不在乎地告诉我说她这是为了爱情。我跟她说，你需要去医院做一个全方位的检查。结果没几日她告诉我查出了子宫内膜异位症。

每次看到这样的小姑娘，我都是又气又为她们感到心疼，气她们不懂得照顾自己、珍惜自己，怜她们小小年纪却因为多次流产又没有照顾好自己而落下一辈子的病根。大自然赋予女性孕育的能力，可是这个赋予是有限的，而且是不可再生的，肆意地挥霍和损害，只会让你失去这个能力，甚至影响到未来的人生。

现在也不知道是因为医院和电视广告总是宣传“无痛人流”还是有其他什么原因，很多女性都有这样的观念，那就是人流不过就是个小手术，做完了不用怎么保养就可以直接去上班或者上学，殊不知，像人流这样通过药物或者器械外力将胚胎和子宫硬生生地分开，对子宫的伤害更大。如果保养不好，比顺产更容易留下后遗症。

我在上一节讲过足月产之后产妇要坐月子来排瘀，而流产之后更需要“小月子”来排瘀，以免留下“小月子病”。人流后一般会有一些褐色的分泌物流出，这就跟我们来“大姨妈”一样，但是这个必须排干净。坐好小月子和坐好大月子一样重要，饮食上同样需要注意调理，避免生冷、坚硬的食物。

怀孕期间体内雌激素大量上升，流产后，雌激素骤然下降，会导致女性朋友情绪起伏不定，一丁点的小事，也会郁闷纠结甚至跟家人吵闹半天。尤其是流产后，对女性心理会造成不小的影响。家人要对流产的女性朋友多包容理解，饮食加强调理。再者，女性朋友自己也要调整情绪，眼前的一些小事情尽量不去深想、不去琢磨，其实依经验而谈，当一段时间过去后，回头再看之前发生的事情，内心解不开的那些心结，想想都不算什么了。只有把身体养好了才能再拥有宝宝，这样想，心情就会愉快，经络畅通，人康复得也会快一些。

现在讲究婚恋自由，男女关系也更加自由了。但是为了女性朋友的健康，做好避孕措施很重要。现在很多无知的少女，尤其是一些90后，谈起恋爱来完全失去了自我，无条件地服从自己的男朋友。我的读者中，有很多女孩缺乏基本的性知识，把吃紧急避孕药当成家常便饭，却不知长此以往这种副作用对身体的伤害有多大。在前面我已经讲过了，紧急避孕药中的激素成分很高，而激素服用后对我们的肝脏也会有损伤，直接导致女孩子内分泌失调、肥胖、长斑、长痘，甚至不孕。所以奉劝所有年轻的女孩子一定要加强这方面的知识，而懂得珍爱自己的身体是最根本的前提。

与宝宝隔着一道瘀血的女人

经过十月怀胎，宝宝终于从妈妈的体内孕育出来，可是这个时候妈妈的任务还没有完成。子宫是孕育胎儿的温床，宝宝在子宫中与母体还隔着一道瘀血，随着生产时胎儿和胎盘被不断地收缩挤出体外，子宫内还有瘀血需要通过持续的收缩慢慢排空，而这些产后从阴道中不断流出的瘀血浊液，就是我们所说的“恶露”。

刚生产完，妈妈们阴道流出的恶露是暗红的血液，之后血液的颜色慢慢由深变浅，恶露量也由多变少，一般在两周内淡红色恶露就基本消失，之后开始是透明的黏液性恶露，3周内黏液性恶露断绝。产后血性恶露持续两周以上仍淋漓不断者，称为“恶露不尽”。恶露不尽很容易引起局部和全身的感染，严重的还会导致晚期产后大出血，危及产妇的安全。

产后恶露的排出对妈妈们今后的健康至关重要。恶露排得越干净越好，如果恶露没有排好，脏东西留在身体里就会引发各种后遗症，子宫肌瘤就是一种典型的后遗症。事实上，女人每个月的月经是流不干净的，多多少少会有些残留在身体里面，这些残留物都是妇科炎症的致病源。

孕妇在排恶露的过程当中，有一些“小动作”能够帮助子宫收缩排出恶露，在这里给大家分享一下。

○产后需要充足的休息和适当的运动

在中国，很多都是孕妇的妈妈来照顾孕妇的月子。孩子姥姥对妈妈的照顾可谓无微不至，导致很多孕妇都是休息有余，但运动不足。确实，产后休息必须充分，不能太早进行重体力的劳动，但是适量的运动还是很有必要的，适量运动可以帮助妈妈们顺利排出与宝宝之间隔着的那道瘀血，帮助子宫恢复。

○注意清洁

产后一定要注意清洁，尤其是私密部位，排出的瘀血中可能会有胎盘、胎膜残留，清洗不干净很容易造成细菌感染，影响瘀血的排出。

○巧揉肚子

坐月子期间可以让家人适当帮自己揉揉肚子，帮助恶露排出。只需在小腹上顺时针轻轻按摩，按摩过程中对穴位的刺激能帮助子宫排出残留的瘀血。

○茶饮排恶露

同时，中医上有一种生化茶，用全当归24克，川芎9克，桃仁6克，干姜、炙甘草各2克磨成粉，用沸水冲服，产后服用能使子宫尽快排出恶露，帮助它恢复正常的位置和形状。饮食上可以多食用猪肝等食物，帮助子宫排出瘀血。

○用益母草、当归足浴

用益母草、当归等中药来进行足浴有助于产后瘀血的排出。大家都知道益母草是活血化瘀的良药，热水泡脚使足部毛孔打开，药效进入血液循环中，能够促进产后残留的瘀血、恶露排出。而当归则具有补血活血的功效，既能缓解产妇产后血虚症状，也能帮助产妇排出产后瘀血。

○坚持母乳喂养

母乳喂养不仅能够给宝宝提供充足而全面的营养，提高宝宝的抵抗力，而且对产妇瘀血的排出也非常有利。因为宝宝的吮吸动作能够刺激子宫肌肉的收缩，加速瘀血的排出。

难以启齿的阴道炎是怎么得上的

为何阴道炎久治不愈

阴道怎样护理才最科学

女人味不能瘀

子宫肌瘤，从气滞到血瘀的转变

卵巢囊肿，需要把瘀通开

乳腺增生的本质是瘀块

容易被忽视的盆腔瘀血

第七章

日常多排瘀，远离妇科病

难以启齿的阴道炎是怎么得上的

从出生开始，我们的阴道就自带了很多细菌，但是这些快乐的有益“原住”菌一直在阴道中相安无事地生活着，并抵御着外敌的入侵。一旦这个平衡被打破，或者有大量的外来有害菌入侵，阴道炎症也就爆发了。

阴道炎症常常困扰着很多女性，外阴瘙痒、白带异常让很多阴道发炎的女性患者坐立不安。阴道炎长期不治疗的话，后果可是很严重的。比如说：炎症加重会引起宫颈炎和宫颈糜烂；病原体进入宫腔，会引起输卵管、卵巢炎症，最后影响怀孕。那么如此难以启齿的阴道炎是怎么得上的呢?

这与被感染者自身体质肯定是分不开的，再者就是细菌感染。不要看阴道是藏在身体最隐秘的地方，它却是经络丛集的地方。冲任和足三阴经都在此汇集。从中医角度来说，阴道炎有两种。

○肝肾阴亏型

钱欣是一名珠宝设计师，优雅有品位的她在外人看来是那么光鲜，追求者一直围绕在她身边，可是偏偏阴道炎也缠上了她。外阴瘙痒让她苦不堪言，在一次诊病的过程中，她跟我抱怨说，除了外阴瘙痒，自己还经常感到头昏耳鸣，手心、脚心都会发热，严重影响了自己的工作创意。我看她舌头发红，舌苔少、薄，脉弦细数，判断她应为肝肾阴亏型阴道炎，治疗上应该以疏肝清热、滋阴补肾为主。我建议她用苍术、生薏苡仁、苦参各15克，黄柏10克，用布包水煎10～15分钟后，来熏洗外阴，而且平时要注意休息，坚持治疗后症状明显减轻了。

○肝经湿热型

多因阴虚火旺、伤阴灼络而致。这一类朋友除了会阴部瘙痒、肿痛，甚至坐卧不安之外，外阴还会存在充血、灼热或糜烂溃疡，以及带下量多、色黄质稠、有异味，烦躁易怒，口干口苦，便秘，溲黄，舌苔黄腻、脉弦数等现象。我通常建议这类朋友以清热解毒、燥湿止痒为主，可以用猪苓、茯苓、赤芍、丹皮各15克，泽泻、栀子、白果、车前子各10克，生甘草6克磨成粉，用开水冲服。

除了体质之外，一些错误的生活习惯也是导致阴道炎，尤其是霉菌性阴道炎的重要原因，大家在生活中应该尽量避免。

○过度清洁

清洁不当和过度清洁都是造成阴道炎的因素，尤其是频繁地使用阴部洗液和消毒护垫等。

○药物的滥用

这个有两方面，一是滥用避孕药，避孕药中的雌激素有促进霉菌生成菌丝的作用，导致霉菌进一步侵袭阴道组织；二是滥用抗生素，抗生素在杀灭致病菌的同时，也抑制部分有益菌群，而没有被抑制的和外来的耐药菌就会乘机大量繁殖，其中也包括霉菌。

○穿着不够舒适的内裤

很多性感好看的蕾丝内裤是女性的最爱，可是这类内裤在好看的背后却隐藏着很多弊端。经常穿着会使阴道局部的温度和湿度增高，而这样的环境恰巧又是霉菌能够大量繁殖的关键。爱美又爱健康的女性朋友，还是应该穿着棉质的内裤。

○不洁的性生活

阴道内的霉菌是会传染给男性的，但男性感染霉菌时，没有什么症状。这时候，如果只有女方去做治疗，虽然自己治好了，一旦跟男方同房，男方阴茎内储存的霉菌会再次传染给女方。这也是很多女性霉菌性阴道炎反复发作，总是治不好的原因。

○手部清洁不当

就在最近，我看到了一则新闻，讲的是一名女性去医院做检查发现自己得了性病，平时洁身自好的她就开始怀疑未婚夫是否在外拈花惹草，就把他拉到医院去做检查，结果证明了他的清白。原来她是一名银行的柜员，由于工作忙，她经常点完钞不洗手就直接上厕所，结果就染上了性病。阴道炎也是如此，所以注意卫生清洁很重要。

为何阴道炎久治不愈

阴道炎困扰女性不仅仅是因为它会给女性生活和身体健康带来困扰，更令女性苦恼的是阴道炎的反复发作、久治不愈。阴道炎就像一个魔鬼一样，它的魔手一旦触及你，你就如何都甩不开。

毛小姐在2011年的时候感到自己下身瘙痒，白带增多，像豆腐渣一样，有时候小便还会伴有腹痛，到医院检查后发现自己得了霉菌性阴道炎。当时医生说问题不大，就开了些药物让她回去服用，却没想到从此便与阴道炎展开了拉锯战，整整4年的时间，毛小姐的阴道炎反反复复，换了好几家医院都无法根治，这才辗转到了我这里。

阴道炎如果病源明确，治疗得当，其实并不是什么难对付的疾病。但为什么阴道炎反复发作，时时刻刻地困扰着女性朋友？其实原因有很多。

在与毛小姐的交流过程中，我发现，她是典型的用药不规范，治疗不彻底。比如说吧，她第一次去医院的时候，医生给她开了3个月经周期的药，说这是一个疗程，要坚持吃下来。吃了这药两三天的时间，之前的瘙痒和白带增多的问题就明显改善了，当然毛小姐也是比较谨慎的，她想着要不再吃几天吧，然后她又坚持了几天，自以为这次万无一失，已经完全治愈了，就擅自停了药。结果过了两天，白带又开始增多了，就这么周而复始，时间拖得越来越长。

治疗阴道炎一般都是有一定的疗程的。我承认不少女性朋友工作真的很忙，而且药物服用也不是一个“美好”的过程，很多人看到病情的一点起色，就忘记了医生坚持用药的嘱咐，结果阴道炎就反复发作。在我日常接诊的患者中这类患者不在少数。不仅如此，她们往往还忽略了用药后的复查。

阴道炎之所以反复发作，我在上一小节也提到过，病因也可能出现在你的性伴侣身上。很多女性朋友来找我调理阴道炎症，我会告诉她们：“你的配偶或者是性伴侣也需要同步治疗的。”她们往往都会感到奇怪，明明是我得了病，为什么我的伴侣也要治疗呢？而不洁性行为恰恰是造成阴道炎反复发作的重要原因。阴道炎，尤其是霉菌性阴道炎或者是滴虫性阴道炎，阴道内的致病菌会传染给男性的生殖器。当然男性感染后是不会有什么症状的。但如果只有女方接受了治疗，即使治愈了，一旦再次与男方同房，男方阴茎内储存的大量致病菌又会再次传染给女方。很多女性患者的阴道炎反复发作，性伴侣没有接受同步治疗也是关键。

虽然阴道炎容易反复发作，但药不能停。我们还是可以做些事来缓解阴部的不适感，还我们一个清清爽爽的阴道的。

我就建议毛小姐可以用艾药汤来熏洗阴部。《本草纲目》记载：“艾，可作煎，治下部疮痒，利阴气，生肌肉。”《中药大全》也说：“艾，治湿疹癣癞等皮肤病。外用以艾叶30克煎水熏洗，效果较好。”艾叶性温，五行属火。以艾叶之火力，冲出阴道内的浊水，这是古代医生们常用的方法。

每天拿干艾叶一小把放入水中，旺火煮开后用中火煮15分钟。捞出艾叶扔掉，并将艾药汤倒入消过毒的盆中。凉到温度合适时，自己坐进去，让艾药汤熏蒸阴部20分钟，再洗净即可。

我在自己的其他书中也提到过，除了用艾药汤熏洗阴部，女性朋友还可以在每晚9点至11点三焦经当令之时，按揉中极穴10分钟，中极穴位于肚脐下4寸的位置。鼻子要深吸一口气，一直吸到阴部，想象这股气像清亮的雨水，在阴部顺时针旋转3圈，然后呼气，把阴部的细菌吐出去。女性的任脉和脾肝肾三条阴经都在中极穴交汇，中极穴汇聚了4条经脉的气血，是治疗阴道大部分疾病的终极之道。中极穴五行属水，按揉中极穴，就能冲走阴道里的污浊之水，让女人清清爽爽。很多患者采用此法在家调理，不出一个星期，炎症就开始好转。

按我说的方法治疗后，毛小姐的阴部瘙痒问题明显减轻了。没有了隐私处的小困扰，毛小姐也更加自信了。后来，毛小姐跟我说，她觉得现在的她，生活充满阳光。

阴道怎样护理才最科学

阴部是女性身体中最为神秘的私密部位，而恰恰最大的健康隐患也在于此。阴道是守护女性健康很关键的一道门户，也是我们身体中最敏感的部位，就像我在本章前面讲到的，女性朋友的阴道很容易受到病菌的侵害，女人要对自己好，科学地护理阴道也是必需的。女性的阴道与尿道、肛门紧密相连，比男性更容易遭受体外细菌的入侵。而且阴道分泌物、汗液、尿液等都会附着在外阴的皮肤上，定期清洁是很有必要的。下面我就给大家盘点几个阴道护理上的常见误区，教大家如何科学地护理我们脆弱的“屏障”。

误区一

阴道洗涤液，阴道护理的万能剂

不少女性都认为阴道洗涤液是保证私密地带清洁、抵御病菌侵袭的有力武器，因此每天都使用洁阴洗液。其实，洁阴洗液使用不当可能会自找麻烦，惹祸上身。阴道是守护女性健康的关键门户，它本身就处在一种弱酸的环境中，使有益菌能够生长，同时又对有害菌的滋生有着天然的防御作用。而大部分阴道洗涤液都呈酸性或碱性，经常使用，会打破阴道原有的酸碱平衡。有益菌失去了赖以生存的环境，有害菌反而会滋生。用过阴道洗涤液的女性朋友都知道，使用完阴道洗涤液后我们的阴道会变得很干。如果长期无节制地使用，很有可能会患上阴道炎、宫颈炎、附件炎甚至盆腔炎等妇科疾病。

正确的方法是，采用淋浴方式进行阴道的清洗，用盆具容易导致交叉感染。先洗净双手，然后从前向后清洗外阴，再洗大、小阴唇，最后洗肛门周围及肛门。要注意一定不能先洗肛门再洗前面，否则越洗越脏。阴道有不舒服的感觉，如果没搞清楚自身病况，切不可胡乱使用阴道洗涤液，有可能越治病越严重。应该先到正规医院做检查，然后再对症下药，这样才能少走弯路、少花钱、少费时，快速把自己的病治好。

误区二 阴道洗涤液能改善阴道松弛状况

有些阴道洗涤液标榜能“改善阴道松弛状况，使阴道变得紧缩”，有些女性患者信以为真。其实这纯粹是无稽之谈。

正确的方法是收缩阴道的平滑肌，而且要长期坚持，才能保持阴道的紧缩感。可以尝试我在其他书中介绍过的五行阴道紧缩法，先收缩肛门，等到肛门收缩自如了，阴道自然也会跟着收缩。一般情况下，练习阴道紧缩法3个月后，就会有明显的效果。特别是对刚生完孩子的妈妈们来说，长期坚持不仅可以让我们的阴道变得紧实有弹性，很好地养护我们的阴道，还可以让我们女人味十足。

误区三 阴道清洗次数越多越干净

我有个女性朋友，在二十岁刚出头的时候，每天清洗阴道3次，早、中、晚各一次。她自己每天喜滋滋的，认为自己很爱干净，连阴道都不放过。结果，过了一段时间，阴道痒痒的很难受。开始她没留意，以为洗得不彻底，便更加仔细地清洗，以为洗洗就能痊愈。没料到，瘙痒愈演愈烈，最后不得不去求助医生。医生告诉她，她的病就是洗出来的。

女性阴道其实是带有强大的自净功能的。每天只要洗一次阴道就可以了，洗多了，有害菌洗掉了，有益菌也被洗掉了。阴道清洗过于频繁，还会破坏阴道酸碱平衡，一旦酸碱平衡被破坏，就会患阴道炎，瘙痒难耐。爱干净是个好习惯，但凡事有个度，阴道每天清洗一次足矣。

误区四

内裤和袜子可以一起洗

现代科技越来越发达，生活越来越便利，人们越来越讲卫生，可女性患阴道炎的比例却越来越高。长期行医的过程中我发现，很多家庭为了省事，把内衣、外衣、袜子放在一起用洗衣机清洗。殊不知，在清洗的过程中，袜子的真菌以及外衣的细菌都会沾染到贴身内裤上。如果您居住在南方，经常是阴雨天，内裤没有好好晒太阳，也极易感染真菌而患上霉菌性阴道炎。

别看一个小小的内裤，其实清洗起来还是有讲究的，洗内裤最好有一个单独的小盆，用手洗的方法而不是机洗。清洗内裤的小盆也需要定期消毒清洗一下，内裤洗完记得不要阴干，而是放到太阳底下彻底晒干，因为阳光中的紫外线可以起到很好的杀菌作用，而且霉菌这种可以导致阴道炎的细菌最怕的就是干燥，最喜欢的是潮湿的环境。

女人味不能瘀

清朝的香妃因为身体本身就有幽幽的香味，即使不施粉黛也能自发香气，令乾隆为之倾倒，封她为香妃，恩宠不断。

就像刚出生的婴儿会有一种奶香味一样，每个女人身上都有自己独特的味道，我们把它称为“女人味”。随着年龄的增长、饮食习惯的变化以及身体健康状况的改变，女人味也在发生着变化。性感的女人不仅仅拥有姣好的面容和傲人的身姿，还有诱人的女人味。

我曾收到过一位年轻网友发给我的私信，道出了她的困惑。才刚刚20岁的卿卿原本正处在花样的年纪，应该和朋友们一起出去玩耍，多认识一些异性的朋友，可是卿卿却有自己的小秘密，那就是自己的白带有异味。其实她很爱干净，每天都会清洗阴部，也会更换内裤，可是白带异味依旧困扰着她。每次去和朋友约会，总能感觉有一股幽幽的异味从下面飘上来。卿卿不知道别人能不能闻到，但是“逃跑”每次都是卿卿的首选，她总是无故离开，让朋友们很扫兴，久而久之，大家也就不愿意带她玩了。

白带异味，汗臭味，口气，狐臭……这些异样的女人味，深深困扰着很多女性朋友，而这一切的根源就在于瘀。厚厚的化妆品和味道浓重的香水，只能从外在装饰女性的女人味，只有从内在调理，化瘀通瘀，才能将香气从内而外地散发出来。

《红楼梦》中记载了一种叫作冷香丸的药物，服用后会让女性排出毒素，散发自然的幽香。想要自然地散发香气，排出淤积在体内的毒素是关键。

女人味与一个人的饮食习惯有很大关系，那些长期偏爱肉食，而且口味比较重，喜欢葱、姜、蒜等辛辣食物的人，一般都会散发出异样的女人味。所以想要女人味不异常，首先要做的就是清淡饮食，可以多食用一些气味清新的水果，要注意合理饮食，荤素搭配要得当。

我给卿卿诊断了一下，发现她肝气郁结，再加上朋友们的“嫌弃”，就让她陷入了一个恶性循环，肝气郁结的症状越来越严重，白带异味也跟着越发严重了。我建议她去正规医院检查一下，看看是否有阴道炎症，同时建议她可以尝试一下我自制的凝香茶：用干玫瑰花5朵、干茉莉花10朵、无花果干3颗，制成茶包，用沸水冲泡5分钟，倒掉冲泡的水，再用沸水继续冲泡后饮用。

玫瑰花性甘味温，能够抒肝理气、调经，从而清除血液中的毒素，排毒通瘀，让女人体味幽香。茉莉花则能理气和中，开郁避秽，还能抗菌消炎，对阴道炎症也有一定的缓解作用。无花果干也能够帮助减少毒素在血管中的沉积。这些花果都可以帮助卿卿疏肝理气、解郁散结，还能让花的芬芳由内而外地散发出来。调理了一个月，卿卿的白带异味就基本没有了，她再也不用担心和朋友玩的时候，自己的身体中总是会飘出异味了！

子宫肌瘤，从气滞到血瘀的转变

现在的女人真的很不容易，既要上得厅堂、下得厨房，又要在职场上和男人争得一片天下。现代女性面对着生活和职场的双重压力，身体也时常游走在亚健康的边缘。

子宫肌瘤有一个响亮亮的称号，叫作“妇科第一瘤”，是女性生殖器官中最常见的良性肿瘤。我的一个做妇科临床的朋友老高跟我说：“鹤瑶，我统计过来我们医院就诊的25岁以上的妇科病患者，每五个就有一个患有子宫肌瘤。前几年，被确诊为子宫肌瘤的患者年龄还大多在35岁以上，基本都生过孩子了。现在这子宫肌瘤的患者越来越年轻化了，二十来岁的小姑娘被确诊的比比皆是，最小的才19岁。”我跟她说：“来找我调理的，患有子宫肌瘤的朋友也不在少数，在网上咨询我关于子宫肌瘤调理问题的人更多。”

中医认为子宫肌瘤是我们身体内各脏腑功能失调导致的。气滞、血瘀、寒凝、痰阻、湿热、正气不足都会导致子宫因得不到充足的气血滋养而发生病变。一般发病初期，患者多为气滞血瘀，邪尚不盛而正亦未衰，如果没有调理好，发展到后期，正气衰弱，就会出现乏力、月经不调、白带异常这些症状。

欣然是我在北京关系非常好的一个姐姐，今年46岁，是一名画家。在很多同龄人看来她绝对是一个幸福的女人，拥有一个幸福的家庭，老公自己开了一家效益还算不错的公司，女儿在美国哥伦比亚大学读书，而自己则在老公的资助下开了一家画廊，一家人其乐融融，老公也很爱她。

可是就在2015年年初，欣然察觉到了自己身体的异样，规律的月经越来越少，腹部开始有肿块，还伴有痛经，白带也开始异常，腰部经常酸软无力。她开始感觉有些力不从心，越来越容易烦躁，很难静下心来安静地作画，和老公的关系也慢慢变得紧张。在朋友的劝说下，欣然到医院检查，结果查出了子宫肌瘤。她的子宫肌瘤并不大，医生提出的治疗方案是手术切除。

可是欣然并不想这样，追求完美的她，并不能接受身体上留下手术的疤痕，就赶紧来找我了。当时我就按了一下她的合谷穴和三阴交穴，欣然疼得叫出声来。我告诉她，她这两个穴位所属的经脉不通，就导致按压会有明显的痛感，合谷穴是大肠经的原穴，其经脉顺畅能使气血滋养到子宫，而三阴交穴则是脾肝肾三经的汇集地，其经脉通畅能让充足的气血归拢于子宫，子宫就能得到充足的营养。相反，如果这两个穴位所属经脉瘀堵，我们的子宫得不到充足的气和血，就相当于鱼儿离开了大海，大地离开了雨露，长期处在干涸的状态，自然容易引发各种疾病，包括子宫肌瘤。事实上，子宫肌瘤就是一种气郁和血瘀的转变。

我建议她每天下午5点到7点，胞宫里的气血最足的时候，用力按揉合谷穴和三阴交穴，每个穴位按揉15～20分钟，每次按揉都配合钢琴曲《秋日的私语》，让曲子的节奏推动气血有力地运行，滋养子宫。

我还建议她可以给自己煮益寿养宫粥，用去核红枣20枚、去心莲子20粒、葡萄干30粒、干黄豆30粒、黑米适量，5种食物泡一宿，共同煮熟后即可食用。莲子去心火，常吃莲子可以去心火益肾水，安神去心慌心悸，止尿频和女性白带过多；红枣能补脾养血，黄豆可以帮助女性调理内分泌；葡萄干能够补气血、舒活经络；黑米则可以补肾水，善补血，常吃黑米能抑心火、补心血，保持心血管活力。经常食用益寿养宫粥，能增强子宫和卵巢的功能，对子宫肌瘤有很好的调理作用。

我还不忘告诉欣然，保持愉悦的心情是康复的前提，其实欣然平时画画就是一个很好的放松身心的方法，心情愉悦、放松了，肝气自然也就顺了，郁结的血脉畅通了，我们的子宫也就得到了雨露的滋养。

按我说的，欣然回去坚持了一个月，白带异常、月经不调、腰膝酸软的症状都得到了明显缓解。

卵巢囊肿，需要把瘀通开

卵巢对女性的重要性不言而喻。在进入青春期前，它看似可有可无地慢慢生长着，等待着步入青春期那一刻的绽放。随着我们进入青春期，卵巢开始迅速地生长发育，并开始履行分泌激素、调节内分泌和排卵的神圣职责。从此，我们皮肤好或者坏，与卵巢有关；头发是否光亮，与卵巢有关；能不能愉快地与“大姨妈”相处，与卵巢也有关；生育能力也与卵巢有关。卵巢就像一个默默无闻的功臣一样，总管着与女性生活质量相关的各个方面。卵巢发生病变，功能衰退，使女性生活质量下降，寿命减短，未老先衰，困扰夫妻生活，甚至会导致不孕不育，发生心血管疾病和骨质疏松等。卵巢囊肿就是比较常见的卵巢病变之一。

中医并没有“卵巢囊肿”这个术语，传统中医将卵巢囊肿归属为“症瘕”范畴，认为卵巢囊肿多因脏腑不和，气机阻滞，瘀血内停，气聚为症，血结为瘕。治疗卵巢囊肿应以温中散寒、理气化水、益气养血、软坚化瘀为主，也就是需要把瘀通开。

柳女士今年32岁，从生完她家小石头之后，她就一直月经不调，时长时短，量也是忽少忽多。她也没有在意，后来有一次突然血量特别大，这可吓坏了柳女士，赶紧到医院做了B超，发现左侧卵巢有囊肿。柳女士听说中医调理可以治疗囊肿，就来找我调理。经过望、闻、问、切，不难发现柳女士这是气滞造成经脉阻滞、胞宫失养，最终引发卵巢囊肿。她有个明显的症状就是小腹肿块游移不定，用手按压后会有明显的移动。柳女士表示她很长一段时间都感到胸闷，喘不过气来，精神状态也不好。我给她诊断发现，她舌质发红，舌苔薄，脉沉弦。

中医认为，造成卵巢囊肿的原因除了气滞之外，还有血瘀、痰湿和热毒等原因。其中，与气滞型朋友不同，血瘀型卵巢囊肿朋友的小腹肿块是固定不移的，按压后会剧烈疼痛。她们的皮肤常常晦暗无光，感到口干却不想饮水，舌紫黯，苔厚而干，脉沉涩有力。痰湿型卵巢囊肿朋友的小腹肿块按压时反而不疼了，白带会明显增多，同时伴有胸闷、恶心欲呕，舌淡胖，苔白腻，脉弦滑。热毒型卵巢囊肿患者的小腹肿块按压时疼痛剧烈，白带量多，色黄有异味。这类朋友通常会烦躁易怒，还会有便秘症状，舌红，苔黄腻，脉弦滑数。

中医讲究辨证治疗，如果发现以上症状应及时就医，按照医生的建议来积极治疗。这里我想给大家分享一个放之四海而皆准的方法，也是我推荐柳女士做的一套卵巢养护操，具体做法如下。

坐在床上或沙发上，右腿向后屈起；用鼻子深深吸气，同时左腿往头面方向抬起，伸出双手，将双手的四指并拢压在脚底的涌泉穴上；抬起的腿一定要伸直，不能打弯；双手压住涌泉穴时，吸进的气要快速到达卵巢部位，并从卵巢中央向涌泉穴的方向冲击；坚持1分钟再吐气，吐气时猛然松开压着涌泉穴的双手，想象卵巢囊肿从涌泉穴猛然弹出。练完左腿，再练右腿。如此反复，练习20分钟为宜。

这套操讲究的是平衡性，所以年纪比较大、平衡性较差，或者初次练习的女性，可以躺在床上练习。一条腿绷直放于床上，缓缓抬起另一条腿，伸出双手，四指合抱按压在涌泉穴上，非常安全。练习一段时间后，柳女士再也没有胸闷和喘不上气的症状了。现在的她身体状况特别好。

这里给大家一个卵巢囊肿自测对照表，卵巢囊肿早期的症状其实并不太明显，但只要女性朋友细心察觉身体的变化，还是可以做到初期自检，把病灶及时扼杀的。

○胃肠道不适

卵巢囊肿早期，患者几乎都会出现腹胀、饮食减少、消瘦等胃肠道疾病。

○腹围增粗

卵巢囊肿早期患者会发现自己衣带渐紧，按压腹部能明显感到内有肿块，有明显的腹部肿胀感，甚至是腹痛症状。

○月经不调

卵巢囊肿会压迫盆腔使血管分布改变，引起子宫内膜充血。

○下肢水肿

卵巢囊肿会造成盆腔和腹腔内压增加，阻断下肢静脉回流，导致腹壁和双侧下肢水肿。

○排便困难

卵巢囊肿压迫盆腔和腹腔，也会导致排尿困难、便急或大便不畅等症状的发生。

乳腺增生的本质是瘀块

中医书籍《妇科玉尺》中有云，妇人之疾，关系最巨者则莫如乳。可见前人对乳房疾病十分重视。但是乳腺增生并没有引起女性患者足够的重视。乳腺增生是女性最常见的乳房疾病，据调查七八成的女性都有着不同程度的乳腺增生，尤其是20～45岁的女性。

乳腺增生其实并不可怕，中医认为其多因情怀不畅，肝气得不到正常疏泄而气滞血瘀痰凝，冲任不调而产生。乳腺增生从本质上来说就是一个瘀块，经过中医调理完全可以消除。但可怕的是乳腺增生不能引起患者的足够重视，不及时就诊和调理，继续放任自己从前那些错误的生活习惯，结果乳腺增生长期迁延不愈就造成了乳腺肿瘤甚至是乳腺癌等严重疾病。

小万今年25岁，刚毕业，在一家不错的企业做财务，在公司一年一次的体检中，她查出患有乳腺增生。因为工作忙碌，即使乳房经常明显胀痛，她也一直没把这当回事。还是一次小万的妈妈给她收拾房间，无意间发现了她的体检报告，才知道她患有乳腺增生，于是生拉硬拽地带着她来我这儿，请我给小万调理一下。

看了小万的体检诊断，听了她自己的叙述，她的左侧乳房有明显肿块，还伴有疼痛。小万跟我说她月经很不规律，每次来的量也很少，特别怕冷，每次来例假的时候腰都特别酸软无力。工作中很容易感觉疲累，还时常伴有耳鸣症状。再看她舌质淡胖，苔薄白，脉濡细，我诊断她为脾肾阳虚，冲任失调型乳腺增生，需要温补脾肾，调摄冲任。

考虑到小万的工作比较忙，我就让她回去饮用我调的健脾通瘀茶。用当归10克、白芍12克、鹿角胶10克、熟地12克、香附10克、青陈皮各6克，磨成粉，放入茶包中，用沸腾的热水冲泡10分钟后，饮用。

同时，我也对她进行了针灸治疗，针刺她的太冲、肾俞、脾俞、关元、足三里5个穴位，每个穴位针灸15～20分钟。宋代窦汉卿的《疮疡经验全书》称乳腺增生为“乳癖”，治疗穴位中首选太冲穴。肾俞、脾俞、关元3个穴位是补肾养脾、补气益气的穴位。足三里穴是胃经的合穴，刺激这个穴位，可以起到化痰浊、健脾强胃、通经活络、消除肿块的功效。

我告诉她平时回家也可以自己或者是让家人帮忙按揉这5个穴位，同时配合健脾通瘀茶饮用。一个月后，小万的妈妈发微信告诉我说小万的乳房肿块几乎摸不出来了，而且疼痛感也随之消失了。

治疗乳腺增生，关键是去掉肿块，这个治疗其实并不难。而大多数人都是因为平时不注意，没有这个意识而导致乳腺增生恶化的，所以定期去医院做乳腺检查是非常有必要的。健康的女性一般一年检查一次就可以，一旦发现了乳腺增生，或者是曾经患过乳腺增生，这个检查的周期应该缩短至半年以内。

那么平时我们应该如何做好自查呢？下面我就教大家一个简单的方法。我们需要一面镜子，赤裸上身立于镜子前，双手下垂或叉腰，仔细观察双侧乳腺是否大小对称，皮肤及乳头是否有凹陷或湿疹，有无红肿，有无不正常突起等。左手上举或叉腰，用右手检查左乳，以指腹轻压乳房，触摸是否有硬块。由乳头开始做环状顺时针方向检查，触摸时手掌要平伸，四指并拢，用食指、中指、无名指的末端指腹按顺序轻扪乳房的外上、外下、内下、内上区域，最后是乳房中间的乳头及乳晕区。需要注意的是，有的女性朋友在检查的时候，用手指去抓捏乳腺组织，结果把抓捏到的乳腺组织误认为肿块。如发现乳腺内肿物或出现乳头溢液等情况应该及时去医院做检查，或者找中医调理，以免耽误病情。

容易被忽视的盆腔瘀血

我们的盆腔很重要，子宫、卵巢、输卵管等女性生殖器官都在其中，它就像一个盆一样盛放着这些器官。同时它也非常娇弱，很容易因为女性工作和生活习惯的变化而受到炎症或者瘀血的困扰。我们的盆腔与男性相比，静脉数量要多很多，而且构造很脆弱。如果流经这里的静脉血液循环不畅，就会瘀堵在盆腔中，造成盆腔瘀血。一般来说，分娩、流产、长期从事站立或坐着工作、习惯仰卧睡眠、便秘的女性比较容易患盆腔瘀血。盆腔瘀血是一种病症，如果长期不治疗的话，肯定会引起其他并发症，甚至引起不孕。

蔡小姐找我来调理，原来她两年前曾经人工流产过，之后就经常下腹隐隐作痛，但是她也没太在意。可最近越发厉害，在办公室坐久了，整个腹部就特别难受。我告诉她去医院做一个全面的B超检查，诊断结果是盆腔瘀血。我看她舌质暗淡，舌苔白腻，脉沉弦，怀疑她为寒凝血瘀而造成的盆腔瘀血。这类女性往往还会表现出四肢冰冷、畏寒、下腹冷痛、腰腿酸痛，用温热的东西捂住就会舒服一些。我让她回去服用温经逐瘀茶，当归9克、川芎6克、小茴香6克、乌药9克、肉桂4.5克、赤芍9克、桃仁9克，磨成粉，制成茶包，用沸水冲泡10分钟左右后饮用。平时可以冲泡好之后用保温杯装着带到公司去代茶服用。除了饮用温经逐瘀茶，我还建议她每天早晚坚持胸膝卧位10分钟，穿宽松的衣裤，跪在床上，呈跪伏姿势，两手平贴在床面，双腿分开与肩同宽。胸与肩尽量向床面贴近，脸部朝向身体一侧。双腿弯曲，让大腿与床面垂直。每天在办公室不要总坐着，坐一个小时就起来溜达5～10分钟，做一下伸展运动，晚上睡觉应该尽量侧着睡。一个月后，薛小姐反馈说，她身体舒服多了。

盆腔瘀血常常容易被女性朋友所忽略。中医认为气虚、气滞、寒凝、热盛、肾虚都会造成盆腔瘀血。气虚体质或者是因为劳累伤气，气虚血行缓滞容易造成气虚血瘀型盆腔瘀血。她们最大的特点就是常常感到疲倦乏力，不爱说话；从诊断上来说，苔薄白，舌淡，脉细弦；治疗应以益气祛瘀为主。情志忧郁，气机不畅容易造成气滞血瘀型盆腔瘀血。精神抑郁、烦躁易怒是她们的主要症状；苔薄白，舌质黯，脉弦涩；治疗应以理气祛瘀为主。身体体质偏热，或者过量食用辛辣食物，本身血热煎熬造成热盛血瘀型盆腔瘀血。如果你明显感觉由内而外地发热，常感到口渴，甚至有便秘症状，那就可能是热盛血瘀型盆腔瘀血了。诊断上，苔薄黄而干，舌红，脉数，治疗应以清热祛瘀为主。早孕多产、房事不慎，肾虚精亏，容易造成肾虚血瘀型盆腔瘀血。有朋友来找我调理的时候，表示经常腰酸背痛，性欲也不强，诊断发现为肾虚血瘀型盆腔瘀血。她们大多苔薄，舌质暗红，脉沉细而弦，治疗应以补肾祛瘀为主。

现代女性经常坐在办公室里办公，有时候一坐就是大半天。正是因为久坐不动，女性的盆腔静脉回流受阻，才瘀血过多。经常坐办公室的女性，最好每小时起身走一圈，下班后适当参加体育活动，比如快走、瑜伽这些都是不错的选择。每天坚持胸膝卧位10分钟以上，尝试侧卧位睡眠，这样可以有效改善盆腔血液循环。当然，如果发现自己得了阴道炎、宫颈炎、盆腔炎，一定要及时去正规医院就医。

第八章

更年期化瘀，健康长寿有保障

每个女人都会遇到更年期

你有失眠、多梦、脾气暴躁、忽冷忽热这些不适的症状吗？你还在为有这些症状却找不到原因而感到苦恼吗？我告诉你，如果你出现了这些症状，就说明你有可能到更年期了。“更年期”这个词对每个女性朋友来说都不陌生，它是每个女性都不想经历但必须经历的过程。当女人遇上了更年期，就预示着已经向着衰老过渡了。

韩姐是一名高中老师，连续多年被评为市里的优秀教师。最近她却很烦躁，脾气越来越急躁，学生上课一有不听话的，她的火气马上就来了，把调皮捣蛋的学生教训一番，可是事后冷静下来又觉得特别后悔，反省自己没有必要因为这点小事跟学生发这么大的脾气。不仅如此，最近她的身体也发生了变化，经常忽冷忽热的，很容易冒虚汗，明明是秋高气爽的，却经常热得不行，有的时候三伏天还觉得浑身发冷。她的睡眠质量明显下降了，晚上经常感觉心脏跳得很快，成宿地睡不着，好不容易睡着了，到了早上四五点钟又被热醒了，把被子掀了，又感觉很冷，忽冷忽热，结果就睡不着了。韩老师今年50岁，正处在更年期高发的阶段。她这就是典型的更年期症状。

一般来说，女人过了45岁就会正式进入更年期，当然这个根据个人身体状况也是有所不同的。女人进入更年期之后，很容易控制不住自己的情绪，就像韩老师这样，遇到点小事就会着急上火，甚至火冒三丈。更年期女性除了会出现心悸、失眠、多梦、盗汗、烦躁易怒、潮热等症状之外，身体也会向着不好的状态演变，典型的就是皮肤会越来越松弛、粗糙、暗淡无光，还会出现长色斑、毛孔粗大等现象。

不同的女性这个时期所经历的时间长短也有所不同，短的可能要三五年，长的可能要十几二十年。处在更年期的女性做好身体调理最重要。有很多女读者跟我说，反正每个女性都会遇到更年期，那调不调理也无所谓，反正熬过这一段时间就好。这就大错特错了！

有统计数据显示，约一半的女性朋友在更年期或多或少出现心理和生理问题。更年期的女性首先面临的是身体的衰老，由于情绪变化，还会伴有与伴侣、子女、同事等家庭和社会关系的变化，如果调理不好，还会埋下疾病的隐患。有不少女性朋友到晚年得了卵巢等方面的疾病，其实不难发现大都是因为更年期的时候没有调理好。所以，更年期调理很重要，别的不说，调理好了，起码可以延缓更年期的到来，同时缩短更年期的时间。

女性身体有一个特殊的器官，那就是卵巢，卵巢在我们女性青春期之前一直处在休眠的状态，等到月经初潮之后，它就苏醒过来了，开始在我们女性的一生中扮演重要的角色。而进入更年期之后，我们的卵巢就开始从旺盛走向衰退，这个时候如果能够调理好，就能减缓衰退的程度。在中医的观点中，更年期综合征是由肾气渐衰，冲脉和任脉亏虚，精血不足，脏腑气血不调所致，强调的是调养以固肾为主，另外还要疏肝健脾。

血瘀对更年期的“吸引力”

女人在20岁的时候，脸上可以什么护肤品都不抹，但是皮肤依然水润、光泽、富有弹性。在30岁的时候，皮肤状态就开始下滑了，想要保持水润光泽，就必须把精华霜、眼霜、乳液、保湿霜……各种护肤品大把地往脸上涂，有的时候还需要去美容院做个深层补水护理，皮肤才能勉强维持一点生机。而40岁之后，即使你涂再高档的护肤品，皮肤依然因为干燥和毛孔粗大而缺乏生机，细细的鱼尾纹也慢慢地爬上了女人的眼角。也许某一天你会发现自己的乳房比之前干瘪下垂了不少，臀部也在不知不觉中下垂松弛，年轻时候的光彩一去不复返。而这一切都源于更年期的到来。

在来找我调理的朋友中，思颖让我印象深刻。她今年只有35岁，却已经做到了世界500强公司的中国区销售总经理，拿着几百万元的年薪，在职场上所向披靡。可是最近她却有了自己的苦恼，那就是35岁的她月经迟迟不来了。思颖只觉得奇怪，自己一直都在职场上打拼，而且因为曾经在一段感情中受过伤，所以已经四五年没有交男朋友，过着独身的生活，所以不可能是怀孕，于是她就找到了我。

我看了她的舌质嫩红，苔少还有点薄黄，脉细弦数，告诉她这是因肝郁血瘀而造成更年期提前，也就是早更。她还一脸不可思议："我才35岁啊。"前一段感情中受的伤让思颖肝气郁结，再加上工作忙碌，操心的事多，郁结的肝气不能疏散，造成了血瘀，而血瘀对更年期有着无与伦比的"吸引力"。如果没有经过调理，疏肝理气、活血化瘀，就很容易造成更年期的提前到来。

中医上认为，更年期综合征从病机上来看也是分虚实的，虚者就是肾气不足，或肝肾亏虚；实者则多因为气滞血瘀，或者是痰湿瘀滞，而造成经络阻塞。就像是一条河流，虚证患者就是因为天气干旱等原因造成河流干涸，实证患者则是因为河流中淤泥堵塞而造成河流淤堵。

我让思颖回去用桃仁12克，红花、当归、生地黄、牛膝各9克，川芎、桔梗各4.5克，赤芍、枳壳、甘草各6克，柴胡3克，磨成粉，配成理气化瘀茶，用沸水冲泡后服用。每天泡这么一杯，先喝上两个星期。

从中医上讲，桃仁能活血行滞，润燥护肝；赤芍、川芎、红花能活血祛瘀；牛膝能活血通经，祛瘀止痛，引血下行；生地、当归能养血益阴，清热活血；桔梗、枳壳，一升一降，能够宽胸行气；柴胡则能疏肝解郁，理气行滞。

我还劝思颖，之所以会更年期提前，与阴阳失调是分不开的，所以除了中药调理之外，也该给自己找个男朋友了。职场女强人也是女人，无论是身体还是心灵都需要呵护。只有肝气顺畅了，血瘀才能化解，整个人通畅了，才能赶走恼人的更年期！思颖听了我的话，点点头。新年之前收到思颖的邮件，得知现在的她已经在准备婚礼了，而且事业也上了一个新台阶，真心地祝福她。

储备充足，应对更年期

说起更年期的女性，很多人的脑海里都会浮现出一个喜怒无常、敏感多疑、暴躁不可理喻的形象。现在形容一个脾气不太好的女性，很多人都会用“你是不是到更年期了”来形容，足见人们对更年期的抵触和反感的心理。其实更年期是每个女性都必须经历的阶段，就像熊、青蛙、蛇等动物必须冬眠一样，只要储备充足，也可以轻松应对更年期。

○我们要做好心理准备

女人在进入更年期之后，心理和生理都难免因内分泌的变化而发生变化。你可能发现，自己的皮肤不再似之前那么有弹性，头发也不再似之前那么光亮，甚至会发现自己的情绪会不受控制地烦躁易怒或者忧伤。这个时候必须做好充足的思想准备，心理上有备无患，就能轻松应对更年期带来的变化，不会产生紧张、恐惧心理。

○调理好月经是关键

卵巢是女性的“抗衰老指挥中心”，它分泌的20多种激素和生长因子保持着我们女性体内九大系统、400多个部位的年轻状态。一旦卵巢早衰，就会导致人体各部位快速老化，与之相关的九大系统也会出现各种病症，更年期也就要到来了。月经不调、月经过多或过少、月经先期或后期、闭经等月经问题，大家首先想到的一般都是子宫。其实，当卵巢出现疾患时，也是借助月经这个使者向我们呼救的。月经就像个高级间谍，能及时准确地把卵巢、子宫以及肾脏的功能和状况报告给我们。调理好月经，就相当于把卵巢、子宫以及肾脏的功能都调理好！

○维持正常的体重

在现在以瘦为美的社会，很多女性盲目减肥，结果导致卵巢功能早衰，更年期提前出现。想要安心地应对更年期，甚至是尽量推迟更年期的到来，就应注意维持正常的体重，如果偏胖最好也要保持身材在正常范围内。女人在正常生活中，要注意摄入充足的营养物质，让身体储备一定的脂肪，从而保证雌激素分泌正常。

○养成良好的生活习惯

更年期前一定要注意饮食的控制，减少高脂、高糖食物的摄入。在日常饮食中，最好适当多吃一些大豆及豆制品，有助于推迟更年期的到来。瑜伽、太极拳、慢跑、体操、散步等适当的体育运动不仅能够促进血液循环、增加新陈代谢，吸收氧气和营养物质，排出废物，延缓衰老，还可以舒缓忧郁的心情，使身心愉悦。

除此之外，要保持一个愉悦的心情，学会心理调节、自我放松，最好每隔半年至一年到医院做一次妇科检查。

失眠时学着化瘀

失眠在中医典籍中被称为“不寐”。中医典籍《类证治裁·不寐》中有记载：“阳气自动而之静，则寐，阴气自静而之动，则寤。不寐者，病在阳不交阴也。”意思就是说，安静而充足的睡眠需要阴阳平衡，而身体的阴阳平衡一旦被打破，人就会失眠。

女性在即将跨过五十岁这道坎之前，肾气会逐渐衰弱，冲任气虚，精血不足，肾阴亏损，就会导致情绪不稳、失眠等症状。如果再伴有情志内伤，失眠症状就会加重。更年期失眠症状的出现，肾虚亏损是其本，心火、肝火旺盛是其标。

大部分女性朋友在经历更年期的时候，都会伴有情绪不稳和失眠、心悸的症状。

有很多人在更年期失眠的时候，选择服用安眠药，这样确实是大错特错的。我的邻居徐阿姨更年期的时候，就深受失眠的困扰，只能靠安眠药来勉强入睡。一开始安眠药还管用，可是很快安眠药也失去了它的功效，从一次半片，增加到了一次一片，慢慢地自己对安眠药也形成了依赖，现在虽然过了更年期，但是她依旧只能依靠安眠药来入睡。

中医认为，引起更年期失眠的原因大致有四类。

○心肾不交

这类朋友除了感觉难以安睡外，还会感觉心神不宁、心慌健忘。

○心肾阳虚

这类朋友往往畏寒怕冷、四肢冰凉、身体水肿、精神恍惚，有时还会腹泻。

○心脾两虚

这类朋友经常心神慌乱、胃口不开、腹泻、消化不良。

○肝肾阴虚

这类朋友在失眠的同时还会有手心脚心潮热、盗汗、头昏耳鸣、心情烦躁易怒。

无论哪种原因造成的更年期失眠，我们都可以每晚睡觉前用中药足浴配方来进行足浴。可以用磁石60克、菊花20克、合欢皮15克、夜交藤30克，水煎2次，去渣取汁，倒入浴盆中，趁热浸洗双足15～30分钟。这有安神助眠、平肝疏气的功效，对失眠有很好的疗效。通过热水泡脚能够使足部毛孔打开，使药进入血液循环，同时还能按摩足底，补气安神。

出现失眠症状的女性朋友们还可以尝试熬制安神助眠汤来帮助入睡，用酸枣仁9克、益智仁15克、薏苡仁15克、昆布9克、桂圆9克、山药15克、黄精15克、玉竹9克，磨成粉，用开水冲服。其中的酸枣仁、益智仁、薏苡仁能补肾阳、疏肝健脾，平衡阴阳，使五脏相互协调，帮助患者轻松入眠。现在的徐阿姨已经能够轻松入眠，身体也轻快了许多。

盗汗应该怎么办

在开始这一小节之前，我想先给大家明确一个概念。很多朋友在向我咨询自己的病情的时候很喜欢用“盗汗”这个词来形容自己的症状。其实很多人都弄不清什么是盗汗。为了方便明确概念，我先考大家一个问题，以下几位朋友中哪一个是盗汗症状呢？

朋友甲：在清醒的时候，我明明没怎么活动或干脆没有活动时，无缘无故地就出汗了。

朋友乙：最近感冒发热，吃了药休息的时候，出现全身战栗而出汗的症状。

朋友丙：我一直就比别人容易出汗，出汗特别多，还特别怕风。

朋友丁：我经常晚上入睡后大量出汗，睡醒之后就不流汗了。

朋友戊：汗淋漓不止，并伴有呼吸急促、四肢厥冷、脉象微弱，时有时无。

朋友己：怎么活动也不出汗，体内却燥热难当。

答案是朋友丁。入睡后汗出异常，醒后汗泄即止是盗汗的一种典型病征。“盗”有偷盗的意思，古代医家用盗贼每天在夜里鬼祟活动来形容盗汗病症。每当人们入睡或刚一闭眼而将入睡之时，汗液就像盗贼一样偷偷地排泄出来。朋友甲是典型的自汗病症，朋友乙是典型的战汗现象，丙则是多汗病症，戊是脱阳危症，多见于病情危重的患者，己则是闭汗病症。

更年期患者的一个典型症状就是盗汗。中医认为，女性进入更年期之后，肝肾精血会逐渐亏虚，脏腑功能逐渐衰退，就会出现盗汗症状。更年期盗汗对于更年期妇女的身心健康极为不利，尤其是因盗汗而引起的夜间失眠更是困扰着大部分的更年期女性。我的姑妈就是更年期盗汗大军中的一员。

姑妈进入更年期之后，经常入睡至半夜后出汗，整个人就被热醒，醒来后整件睡衣都湿透了，有的时候床单上还会印下一整个人的身形水印，醒来后常感到口干舌燥，必须用毛巾擦了身上的汗液后，才能再度入睡，但这个时候往往因为心情烦躁而很难入睡。久而久之，她的身体越来越差。我给她做了诊断，发现她是典型的肾阴虚型更年期盗汗。经过我的调理，姑妈的更年期症状明显减轻了，现在还越来越年轻。

姑妈这种情况，在调理上应该注意补肾安神，我给她推荐了黑豆芝麻薏米粥。用相同分量的黑豆、芝麻和薏米浸泡一宿之后，第二天煮粥，让她在下午5点肾经当令的时候，当作晚饭的佐粥食用。肾喜黑色食物，而黑色食物中数黑豆和黑芝麻补肾能力最强。薏米又叫薏苡仁，具有很好的祛湿消肿作用，同时能够起到养心安神的效果。

除了坚持食用黑豆芝麻薏米粥之外，我还给姑妈在背部的肝俞穴、肾俞穴做艾灸，并教姑妈用拇指点按头部的头维穴、百会穴、风池穴，上肢的曲池穴和内关穴，以及脚部的复溜穴。

复溜穴位于我们足内踝上方的肾经上，在人体小腿的里侧，脚踝内侧尖上约三指宽的位置上。出现盗汗症状的更年期女性有空的时候就可以在自己的复溜穴上按揉，用大拇指的前三分之一轻揉，每次的时间要超过15分钟，按压力道不要过强，可以明显减轻更年期盗汗的症状。

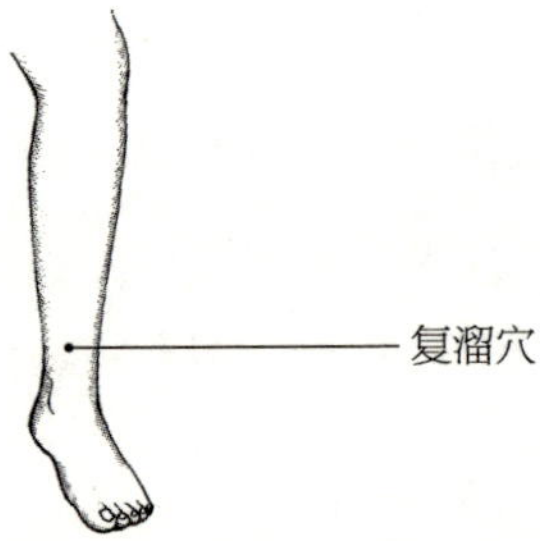

轻揉复溜穴，减轻更年期盗汗症状

除了药物治疗，其实更年期盗汗完全可以靠食疗的方法来缓解。日常饮食中，可以尝试加入一些药食两用的中药材，来帮助缓解盗汗。举个例子，我们平时炖母鸡汤的时候，可以加入黄芪、枸杞、党参，可以补气。黄芪能补中益气，升阳举陷，益卫固表，托毒生肌，还具有利尿的作用。党参能够健脾益气，具有益气养血的作用。枸杞能够滋补肝肾，具有益精明目的作用。母鸡汤中加入这三味药材，具有很好的补气养肾的功效。

更年期盗汗症状与患者的情绪有很大的关系，奉劝女性朋友们平时要注意自身情绪的调节，不要让不良情绪左右自己的身体健康。

焦虑更瘀，瘀更焦虑

居委会孙阿姨最近有了很多心事，压在她心头最大的事就是她那32岁的儿子到现在还没有媳妇。孙阿姨经常游走于各大相亲场合，给她的宝贝儿子物色儿媳妇的人选，每个周末都会拿好多姑娘的照片给他儿子来安排相亲。而她的儿子似乎并不愿意去参加这些相亲，对此孙阿姨很是焦虑。有一次孙阿姨甚至带着自己比较认可的姑娘“杀”到了她儿子的工作单位，引起了挺不好的反响。孙阿姨的儿子为此很生气，跟孙阿姨大吵了一架，母子冷战了很长时间。

孙阿姨感觉很委屈，就找我来倾诉。孙阿姨也不知道自己怎么了，以前的她虽然对儿子的终身大事很着急，但是没到焦虑的地步。自己明明知道不应该带着相亲的姑娘去儿子的公司，可是最后还是没有控制住自己的情绪，现在的她也很后悔。情绪越低落，她就越焦虑，心里总感觉憋得慌，胸闷气短，经常成宿成宿地睡不着觉，想的都是孩子没有对象的事，还常常因为孩子的事吃不下饭。在倾诉的过程中，我似乎给孙阿姨最近的异常表现找到了答案，她这是得更年期焦虑症了。

中医认为，女人45岁以后，很容易气血亏虚，再加上儿子的终身大事未能解决，给孙阿姨造成了内伤。情绪的焦虑造成孙阿姨肝气郁结，气血不能疏泄，慢慢地人也就“瘀”了。一旦内瘀产生，又会加剧肝气郁结，久而久之会扰乱她的心神，加重焦虑。如此周而复始，孙阿姨就掉进了“焦虑—瘀—焦虑”的怪圈内。

看孙阿姨胸闷、失眠、食欲不振，舌暗淡，苔厚腻，脉弦细，我判断她这是肝郁脾虚型更年期焦虑症。我告诉孙阿姨必须自己做心理调节，否则只会越来越焦虑，脑子中胡思乱想，严重了甚至会得抑郁症。

我告诉她平时可以多听听音乐，并邀请她来我家，教她打坐，来养神、排压。把一个枕头或者是靠垫垫在屁股底下，双手自然伸开平仰，左掌放在右掌上，两个大拇指微接，让左右气血交流，使身体通畅。打坐时，脊柱要挺直，腹部微微向后缩，使其向背部靠近，但不要用劲。肛门和阴部微微夹提，使得任督二脉气血相通。两眼垂帘，露一丝微光，凝视一点。舌抵上腭，使口中生津，任督二脉通畅。打坐时可以全身放松而能“无念”，忘掉焦虑，滋养五脏六腑。

跟着我打坐了一段时间之后，孙阿姨的精神状态好多了。后来和孙阿姨聊天得知，有一次她和儿子促膝长谈，跟他说了自己的身体状况。儿子很能理解，并表示愿意去尝试着相亲，很快就给她领回来了一个不错的女孩子，现在两个人正准备着结婚的事情，孙阿姨不知道有多开心。

治疗和缓解女性更年期焦虑症，最好的方法就是自己学会控制紧张和焦虑的情绪，在生活中要学会放松心情，尽量保持心情愉快，要多想一些愉快的事情，并抱着“焦虑地过是一天，愉快地过也是一天，为什么不开心一点呢”“世界上没有什么事解决不了”的心态来过好每一天。而患有更年期焦虑症的患者，因为情绪的变化，经常会面临与家人和朋友的情感危机，家人和朋友也应该尽量理解和关爱她们，不要刺激她们的情绪。如果这个时候，更年期的女性朋友得不到家人和朋友的关爱，很容易使她们的病情向着更加严重的方向发展。

更年期的女性更需要经络按摩

和我住一个小区的小陶最近很担忧，她的母亲陈阿姨最近生病了。据小陶说，她的母亲也不知怎么了，近日来晚上总是失眠，说是感觉心里有块大石头堵着一样，喘不上气来，心慌慌的，还特别烦躁，必须起床溜达一下，或者在通风的地方站一会儿，症状才会缓解。

一开始陈阿姨只是在家里一个屋一个屋地溜达，去阳台上站着吹吹风，心里就会舒服一些。可是后来，家里溜达似乎已经不能满足陈阿姨了，她开始要求去楼下溜达。母亲每次身体出现这种不适，都是在晚上12点以后，小陶也不放心母亲一个人出去，每次都要陪着，可是第二天还要上班，这么坚持了几天小陶的身体也有点吃不消了。对此，陈阿姨也特别心疼，可是就是控制不住自己。

陈阿姨这是典型的更年期症状。女性更年期其实就是“脏躁”的一种，治疗主要就是补脾肾、调冲任，除了注意疏肝理气、补肾润燥之外，经络按摩也是一个不错的选择。我让陈阿姨来我家，我给她做刮痧治疗，在她后背抹上我自制的五行养生油，用刮痧板顺着3条路线刮痧，分别是中间的督脉和两边的膀胱经，每次刮痧15分钟左右。

在我们后背的膀胱经上，肝、心、脾、肺、肾五脏都有其占据的背俞穴，在后背刮痧，可以把五脏的五行关系全部调理和谐。各位患者朋友如果自己在家里刮痧的话，要注意刮痧时不需要太使劲。一般来说，我在刮痧的时候，都会配合一些五行属水的、舒缓的曲子，来安抚患者躁动的情绪。比如说，在给陈阿姨刮痧的时候我一般会播放理查德·克莱德曼的《水边的阿狄丽娜》钢琴曲，王中山的古筝曲和肯尼·基的萨克斯演奏曲也是不错的选择。

我告诉小陶，陈阿姨现在处在女性的特殊时期，由于内分泌的紊乱，很容易出现烦躁、焦虑等情绪问题，有时候会提出一些看来很“胡闹”的要求，但是做子女的一定不要埋怨她，否则只会加重她的症状。调理了一段时间后，现在陈阿姨的更年期症状明显减轻了，晚上可以一觉睡到天亮，精神状态也越来越好了。

女性进入更年期后，大多数都会出现经期紊乱，甚至闭经，并伴有脸部阵发性潮红、出汗、燥热、失眠、心烦、乏力、晕眩、情绪波动等症状，可以说更年期是女性身体的第二次转折。如果这个时期调理好了，那么女性就可以安享自己的晚年时光，一旦调理不好，很容易落下高血压、关节炎、糖尿病、泌尿系统疾病等病症。进入更年期的女性更需要经络按摩。

很多人可能认为经络按摩得找专门的按摩师来按摩，又费时间又费钱。当然，按摩师或者中医理疗师都经过专门的培训，由他们来按摩，疗效肯定更好，也更安全。但是其实我们身体上有几个重要的穴位，自己在家按一下也能缓解更年期带来的不适感。

○神门穴

神门穴是手少阴心经的穴位之一，位于腕部，腕掌侧横纹尺侧端，尺侧腕屈肌腱的桡侧凹陷处。神，与鬼相对，气也。门，出入的门户也。该穴名意指心经体内经脉的气血物质由此交于心经体表经脉。刺激神门穴，能够有助于改善因为更年期而带来的心烦、心悸、失眠、健忘等症状。

○三阴交穴

如果更年期的女性朋友们出现了潮热盗汗的症状，可以按揉三阴交穴。更年期女性肝肾不足，夜间阳气潜浮于外就出现了盗汗症状。而三阴交穴是脾、肝、肾三条经络交汇的地方。脾化生气血、统摄血液，肝藏血，肾精化血。女人只要气血足，肝肾不虚，潮热盗汗的症状自然也就缓解了。

○曲池穴

烦躁、失眠是更年期女性最讨厌的事情，就像我之前说的，这往往会形成一个怪圈，越是烦躁、失眠，女性朋友越是肝气郁结，肝气郁结又加重了烦躁、失眠的症状。在我们的肘部外侧有一个曲池穴，这个穴位也是更年期女性的福穴，经常按压能够调和气血、宁心安神、镇静止痛、理气和胃。

不同年龄段，不同运动方式

一杯玫瑰香徐徐推送

肥甘厚味只是点缀

滋润的词典里没有熬夜

酒性烈，少则活血，多则伤身

做智慧的妈妈，让孩子少积瘀

孝顺母亲，让老人无瘀度晚年

第九章

上工治未病，防瘀有秘诀

不同年龄段，不同运动方式

有些中医基础的姐妹们都知道，在中医宝典《黄帝内经》里，对我们女子是这样描述的："女子七岁，肾气盛，齿更发长。二七而天癸至，任脉通，太冲脉盛，月事以时下，故有子。三七，肾气平均，故真牙生而长极。四七，筋骨坚，发长极，身体盛壮。五七，阳明脉衰，面始焦，发始堕。六七，三阳脉衰于上，面皆焦，发始白。七七，任脉虚，太冲脉衰少，天葵竭，地道不通，故形坏而无子也。"

上面这段话说的是女子身体的盛衰变化。我们女子以7为基数，7岁的女孩换牙齿；14岁的女孩月经就来了，也意味着可以生孩子了；21岁的时候就开始长智齿了；28岁是身体最鼎盛的时候；35岁胃经就开始衰败，开始慢慢走"黄脸婆"的路线；42岁以后基本上"黄脸婆"就定型了，头发也开始变白；49岁的时候月经就停止了，也就不会再生孩子。

虽然造物主决定了我们的生老病死变化规律，但我们有没有可能延缓衰老，比上面这个自然规律慢一拍呢？答案是肯定的，这个方法也是我一直强调的，那就是——打通身体的瘀滞。身体无瘀，经脉运行正常的情况下，我们就可以让时间的脚步放慢，让岁月留给我们的痕迹变浅，甚至消失。这样我们就不必羡慕网上爆红的一个个所谓的“不老仙妻”，自己就是一个不老通透的美丽女人。在说其他防瘀解瘀的方法之前，我先说说运动。

大家都知道生命在于运动，那么你可知道预防身体瘀滞的诀窍也在于运动吗？根据《黄帝内经》的思想，我把女人分为3个阶段，每个阶段都有自己的运动特点。

阶段一／21岁之前

此时女性身体肝肾之气比较旺，相对而言，21岁前的女孩由于生活经历相对简单，不太会有特别严重的瘀滞情况。因为青少年时期，骨骼尚未完全骨化，在长骨的骺骨与骨干之间存在着软骨和骺软骨，骺软骨生长速度很快，骨的承压较小，易变形。因此，此时的运动要求是少负重，时间不能太长，我比较推荐这个年龄段的女孩练习体操、健美操、瑜伽等，能够锻炼身体的柔韧性，身体柔软了，心也就不会那么“梗”，知道变通和迂回，以后遇事不生气，身体自然不会容易出现瘀阻。

阶段二／21岁到49岁

这个阶段女性需要应付来自工作、家庭的双重压力，受到的外界不良刺激相对较大，身体特别容易瘀堵。这个阶段的女性可以承受一定的力量和耐力训练，运动可根据自己的爱好和特点选择，并持之以恒。比如长期坐办公室的可以练练肚皮舞，喜欢游泳的去游泳，平时有慢跑的习惯，那就更好了。最主要的是自己喜欢，并能够持之以恒，通过运动得到放松，这才是最重要的。

阶段三 49岁之后

这阶段的女性，高血压、心血管病、脑卒中和糖尿病等慢性疾病慢慢找上门了。退休了容易看什么都不顺眼，甚至出现婆媳矛盾，所以必须找到自己的运动兴奋点，调整自己，通过运动调理如果能够让自己的雌激素有所回升，那就再好不过了。

处于这个阶段的姐妹要注意运动难度不要太大，花样也不要过于复杂，动作不在于多，只要动作到位就有效果。广场舞、太极拳、站桩甚至走路都是不错的选择。每天锻炼半个小时到一个小时就可以了。锻炼的时候要注意，什么东西都有个度，吃饭有个度，睡觉有个度，锻炼也有个度。不锻炼不好，过度锻炼反而会降低免疫功能。

对于不方便运动的人，我推荐盘腿静坐，以静为动，只要通过静坐就能打通身体的经脉。方法是：身穿宽松的衣服，排出大小二便，找一个舒服的地方，面带微笑，盘腿坐下来，想想自己在百花盛开的地方随风晃动，微风轻轻吹拂自己的面颊，一派轻松舒适。每天静坐半个小时就能起到防瘀的作用。

我不太推荐买昂贵的健身器材，因为很多人在家中的健身器材上单调地做运动，没用几天就兴趣全无，浪费钱，还起不到好的效果。因此最好的方式还是走出去，和朋友们一起锻炼，可扩大交际，生活变得丰富多彩，人也不容易钻牛角尖。

最后向广大女性朋友介绍一下五行逍遥云手，这个也是我推荐过多次的功法。它虽然特别简单，但是效果不凡，可让人快乐，化解身体的瘀滞，适合各个年龄段的女性朋友练习。很多姐妹反映，练着练着心情好了，身体素质上去了，整个人精神状态都变得特别好。一般每天抽空练习9遍五行逍遥云手，就能让人经络畅通、气血畅旺、心境愉悦、逍遥似仙。具体方法如下。

第一步：站直。双脚与肩同宽，面带微笑。

第二步：吸气，双手轻盈提起，交替向外画圈。画圈时，手臂要伸展到最舒阔的状态。同时，想象自己是一片云，轻盈飘逸，在宇宙起舞，周边无牵无碍。

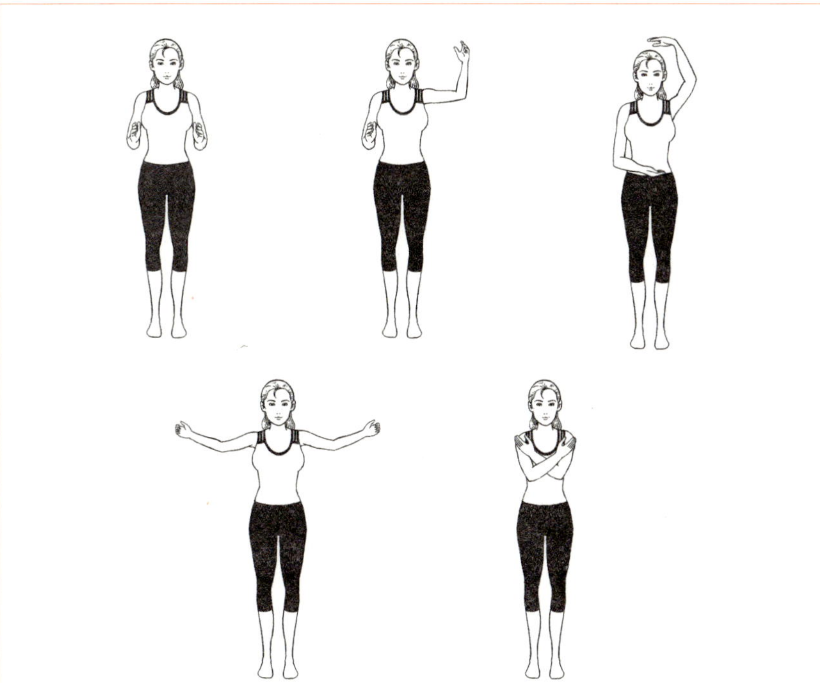

第三步：一个大圈画完后，将左手的拇指尖轻抵右手无名指根部，右手的拇指与中指围绕住左手拇指，两指轻叩。

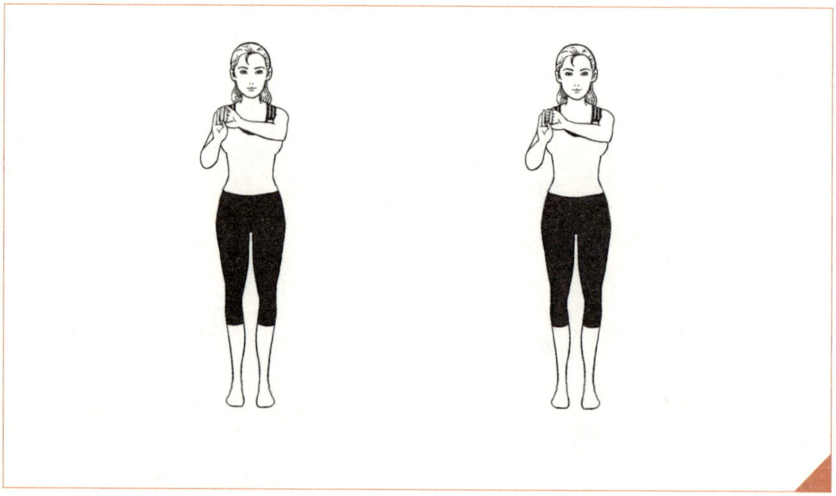

第四步：左手掌压在右手掌上，合拳轻轻翻腕往外做拜谢姿势，同时人也跟着微鞠躬做拜谢姿势。

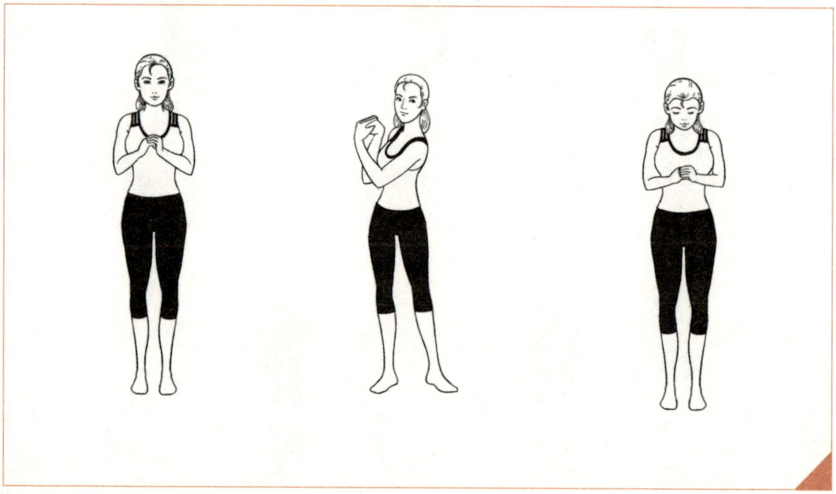

第五步：最后合拳于胸前，站直，深呼吸，收功。

姐妹们不妨跟着我做一下，时间久了，妙处就体会到了。大家也可以去我的博客查看《五行逍遥云手，快乐从此不撒手》这篇文章。里面有我亲自示范逍遥云手，让姐妹们对动作更清楚明了。

一杯玫瑰香徐徐推送

古往今来，形容一个女子美丽，都爱用“貌美如花”。花的确是一个好东西，不仅自身风姿绰然，让人心生喜爱，还有很高的食用和药用价值。

现在网上流传不少养颜保健茶方，如百合花润肺止咳，补中益气，清心安神；勿忘我清热解毒，补血养血；茉莉花舒筋活血，祛风散寒，振脾健胃；玫瑰花行气解郁，和血止痛；菊花疏风清热，养肝明目；桃花疏经通络，美容养颜……功能非凡的花茶的确不少，但想要排出身体的瘀滞，首推的是什么呢？是的，就是玫瑰花。

不知道大家知不知道，玫瑰花可是大有来头的。在希腊神话中，玫瑰是花神克罗斯创造的，并请求爱神阿佛洛狄忒赋予了它美丽的容貌；让酒神狄俄尼索斯给它浇灌了神酒，使它拥有了醉人的芬芳；又请美惠三女神将魅力、聪颖和欢乐赐予了它。可以说，它诞生于众神的祝福。玫瑰既是美神的化身，又融进了爱神的鲜血，它集爱与美于一身，是用来表达爱情的通用语言。而在我们中医人，最看重的就是它疏肝解郁的功效。

中医认为，玫瑰花性温，归肝脾经，具有理气解郁、和血散瘀的功效。《本草正义》对其大加赞赏，说玫瑰花“香气最浓，清而不浊，和而不猛，柔肝醒脾，流气和血，宣通窒滞而绝无辛温刚燥之弊”。玫瑰花药性温和，能温养人的心肝血脉，舒发体内郁气，舒缓情绪。而其活血化瘀的功效可用于调节女性月经、美容祛斑。现代药理研究表明，玫瑰含芳樟醇、香茅醇等芳香油，具有芳香开窍、活血行气、扩张心血管等作用。

玫瑰花单独就可以泡茶，用玫瑰花（干品）3～5克，沸水冲泡，泡5分钟即可饮用，加适量蜂蜜或冰糖味道更佳。我最常喝的是三花解郁茶，配方是：玫瑰花5朵、菊花3朵、代代花3朵，开水冲泡。

玫瑰花疏肝解郁除烦；菊花清肝泻火明目，利于身体之气的升发；代代花，是花草茶小家庭中不可或缺的一员，它疏肝气、调情志、和胃止疼。可以加适量的红糖或者冰糖调味。要是平时容易手脚冰冷，月经颜色非常淡，就用红糖调味。红糖性温，而且补血，比较对症。如果平时怕热不怕冷，月经颜色鲜红，血块多，最好用冰糖调味。要是身体的体质非常平和，那么就由你的喜好决定了。

除了泡茶喝，玫瑰还可以炒菜吃、炖汤或者蒸糕点，我最爱吃的就是玫瑰炒鸡蛋。做法如下。

1. 鲜玫瑰花5朵，揪下花瓣，洗净待用。
2. 鸡蛋两个，加入适量食用盐，搅匀待用。
3. 锅里放适量食用油，趁油不太热时煎鸡蛋，鸡蛋一定要煎得嫩一些。用锅铲弄碎鸡蛋，放入玫瑰花瓣，大火快速翻炒，迅速出锅，即成。

我第一次做出来的玫瑰花炒鸡蛋虽然好看，但花放多了，吃起来有点微苦。后改成3个鸡蛋，两朵玫瑰花，小香葱或香菜少许切末。把花瓣撕碎，跟鸡蛋和食用盐及香葱或香菜末一起搅匀，在锅里炒熟，味道就很好，功效一样。喜欢做菜的姐妹，不妨一试。

常喝玫瑰花茶有助于舒畅心情、解郁安神，要注意的是，因玫瑰花有活血散瘀的功效，经期女性及孕妇不宜服用。因其具温热之性，热性便秘者不提倡饮用。因为有些花农在种植玫瑰时施过化肥、打过农药，而有些商贩为了让玫瑰更有卖相，会给玫瑰添加色素和香精，因此，玫瑰花在食用之前要用开水泡一泡，将水倒掉，然后再泡茶或者食用。

有很多读者给我来信，说她们买了很多花茶，准备泡茶喝来养颜，却听说喝花茶会泄气，问我是不是真的。答案是：是的。但且听我说，花茶泄气，泄的不是我们通常所说的气血的气。

有些练武之人，需要固气，气不能外泄，而具有芳香走窜性质的食物（如玫瑰花、葱、姜、蒜、香菜、芹菜等），吃了后会把练功者聚集的气从五官九窍及毛孔给泄出去，不利于人聚气、练功。所以，我们只要不练武功，不练佛道的内家功，就不用担心喝花茶泄气的事，可以放心喝。而且很多时候我们正是用玫瑰的这个性质来纾解郁气，打通身体的瘀滞呢！

肥甘厚味只是点缀

有一次在电视台做完节目打算回去，一位观众走过来，她个子比我还高，除了肚子微凸之外，身材很苗条，脸上化着精致的淡妆。但是我拥有“火眼金睛”，可以看出她实际脸色发黄，有点晦暗。

我对她印象之所以特别深，是因为她身上有一股成熟干练的女人味，还有一种叫作“气场”的东西。我心想这肯定是事业有成的女士才能散发出来的味道。果然不出所料，她就职于四大会计师事务所之一，工作地点就在北京二环的高档写字楼里。她说刚好休假，是陪着妈妈过来的，本来只是随便听听，没想到一场节目听下来，她觉得非常值得，不虚此行。

她说听了我很多养生美容的建议，觉得受益匪浅，现在就想问问我，为什么她已经努力维持身材，工作之余经常去健身房，但小肚子还是减不下来，穿衣服的时候觉得很尴尬。

因为我们距离比较近，可以稍稍闻到她有轻微的口气。我看了一下她的舌苔后，就问她是不是平时饮食上喜欢比较油腻的或者是甜食，对这些东西不太节制。她说是的，因为平时工作压力比较大，饮食上不敢太节制，不愿意太委屈自己，觉得自己工作比较辛苦，经常搞培训、出差，所以时不时会犒劳自己。她非常喜欢吃甜食，但是吃了甜食会去运动、健身的，但肚子就是减不下来，而且相应主食的量也减少了，她都计算过，总能量摄入是不超标的。

我就告诉她，甜食属于所谓“肥甘厚味”，就是非常油腻、甜腻的精细食物或者味道浓厚的食物。这类食物共同的特点是脂肪和糖的含量都很高。过食这些食物，给消化道造成的负担是非常重的，超过一定范围消化道就承受不了了。堆积多了就成了瘀滞，慢慢地肚子就变大了。

这个时候单纯运动是不会改善身体的，最根本的做法就是减少食用这样的东西，这个瘀滞多了以后也会影响女性的生理周期。她惊讶地说，她生理期一向不准，还以为只是工作压力太大的原因呢。我给她说了一些简单易行的食疗法和按摩法，过了大概半年，她私信我说现在感觉好多了，不仅肚子减小了，月经顺利了，连气色都变好了很多，还随信发给我一张靓照。看到她神采飞扬的样子，我由衷替她高兴。

下面我再说说这个“肥甘厚味”，顾名思义就是油腻、香甜、味道浓郁的食物，它们如今无处不在。走进食品店，各式糕点、肉类、干果、零食、饮料都属于这样的食品，我们平时吃的快餐、麻辣香锅、烤肉等也都是这种食物。中医认为：“数食甘美而多肥也，肥者则令人内热，甘者令人中满。”如果饮食不节，过食这些食物会影响人体正常的代谢。

肥甘厚味会导致脾胃受损，影响食物的消化、运输，脾气不升，胃气不降，浊气不能下行，入里化热，则出现口中异味、胃痛、食欲下降、腹胀腹满；而且这些食物会导致湿热内生，如果肝胆蕴结，肝气不能疏泄，会出现两肋部疼痛；胆汁上溢，会出现口苦；若溢出皮肤，则可出现皮肤、眼睛发黄（黄疸）；湿热下注，可导致妇女出现白带量多色黄、阴部瘙痒等问题。反正这些坏处我都能写出一本书。

大家看坏处这么多，可千万不要吃太多。你想，谁不想轻轻松松的呢。我们都知道身心轻松人就不显老，大家最喜欢的就是周末和放假的闲暇时光，那干吗总是让肠胃一直活动呢，吃多了这些东西，身体就一直处在超负荷运转的情况下，肯定只有下坡路可走。所以，一定要经常给自己的身体放个假。肥甘厚味偶尔吃吃就可以了，千万不能没有节制地吃。

看到我上面说的这么多坏处，有的朋友就走入了另一个极端，对这些东西一点也不吃，其实，适当吃一些对身体也是有好处的。这类食物“补”的效果比较好，在冬季和三伏天适当吃一些，可以改善寒性体质。要知道寒则凝滞，体质过寒也是造成身体瘀滞的一个重要原因，身体热度上去了，血液和体液正常运行，女人也就不会那么容易产生瘀滞了。

平常就爱吃甜食或者油腻食物、口味比较重的人怎么补救？在这里我教你一个小妙方。这个方法我给开头的那位女士也强烈推荐了。我叫它“二宝汤”，就是用冬瓜、白萝卜各100克，熬汤喝。别看这些都是不起眼的食材，冬瓜利水消肿、清热化湿，白萝卜消除胀气、解油腻，稍微有点小肚子的姐妹都可以经常喝喝这个“二宝汤”，不过做汤的时候注意，可不要加油啊，用豆瓣酱或者自己喜欢的调料调味就可以了。

滋润的词典里没有熬夜

说起不要熬夜，恐怕经常追我微博的人会觉得揪住了我的“小辫子”，因为我有的时候在半夜发微博，回答读者问题。在这里要感谢这么多读者朋友对我非常关心，总是在下面留言说：“老师怎么这么晚还不睡呢？”“老师要早点休息哦！”“老师常熬夜对身体不好，早点睡！”……非常感谢你们的关心，其实我并没有经常熬夜，因为我知道熬夜以后身体不得不动用自己的库存，才能把亏空补上，身体发肤受之父母，我岂敢这样糟蹋它？

对于熬夜的问题，我还是有发言权的。先说说我半夜答题和发微博的事吧。我原本先天肾就不好，两岁多又患上了肺热，差点失去性命。住院一段时间，命虽捡回来了，但由于住院期间密集用抗生素，损伤了肝肾；又加上肺五行属金，肾五行属水，肺为肾之母，中医的母病及子在我身上很好地应验了，肺热连累了肾，导致我的肾更加不好。

出院后，我每晚要起夜3次以上（夜尿频繁），经常感冒，每次感冒没有20天到一个月都好不了。我从小学四年级就开始住校。学校周围有山林，半夜被尿憋醒了，特别纠结，出门去小便好恐惧，不小便，憋得睡不着。若把同学喊醒了陪同，也不合适，再说都是小孩子，都害怕啊。但我很佩服自己，还是战胜了恐惧，出门去小便。

因为肺和肾都不好，我从小皮肤比较黄，有黑眼圈和眼袋。印象最深的是15岁时搬到城里，去买菜，卖菜的管我叫嫂子（因为眼袋让我很显老，在我们当地，嫂子是对30岁左右已婚女性的称呼）。肾虚的姑娘真是伤不起啊！

后来有幸被我的第一位恩师紫玄道人收入门下，学习中医，调养肺肾。现在我的皮肤比原来白皙了很多，眼袋也消下去很多，黑眼圈虽然淡化了很多，但还是有；几乎不怎么感冒了；虽然一直在调理，但时至今日，每晚还是要起夜一次。

基本上我都是晚上9点就睡着了，到凌晨3点左右起夜。还稍微有点强迫症，喜欢和网友交流，生怕大家有要问的事情我没有及时解答，耽误大家的事，所以总是习惯性打开电脑，发微博，回答读者的提问，然后再去睡觉到早上。另外，我正在练习陈抟老祖的蛰龙睡功，理论上睡15分钟相当于平常人睡三四个小时，虽然目前本人还没有练习到那么高的境界，但也比普通睡眠要强很多。所以我并没有熬夜，或者晚睡的问题。

现在很多女性，特别是一些时尚的白领，生活缺少规律，或者说生活规律多元化，她们喜欢晚睡晚起，熬夜工作、上网、泡吧，似乎白天的时间不算时间，都拼命在晚上找时间，晚上12点前睡觉还算早的，这似乎才算年轻有活力。现在还有一种病，叫睡眠拖延症。就是在家里，东磨蹭一下，西磨叽一下，什么事也没有做，结果总是熬到很晚再睡觉。这样对身体非常不利，想要健康美丽，一定要好好睡觉。

晚睡的伤害真的特别大。睡着后，人体的细胞会自我更新和修复。有科学家做过一个实验，不睡觉3天左右就会死亡。在全身的脏腑之中，肝脏最怕熬夜。我们身体有12条经络，一天24个小时，每条经络“值班”2

个小时，这2个小时是每条经络和对应脏腑排毒、休憩，活动最旺的时候。

晚上11点到凌晨3点就是肝胆代谢排毒的时候，成年人正常在晚上11点之前入睡，到了凌晨1至3点就进入深睡眠状态，身体排毒、造血的功能就好。反之，身体的免疫能力会下降，肝血不足，皮肤失去弹性，晦暗无光，内分泌也会失调，容易导致月经不调、不孕、暗疮等问题。特别是那些文字工作或操作电脑的“夜班族”，常出现眼干涩、目赤或伴疼痛等症状。而且流行病学统计发现，常熬夜的人患癌症的概率更高。

有的姐妹会遇到这样的问题，知道晚睡的危害，也想早睡，就是睡不着，失眠。对于这个问题，我们得向陈抟老祖学习一下。陈抟相传是五代宋初著名道教学者，常被尊称为陈抟老祖、“睡仙”等，常说其一睡千年。传说，活了800岁的彭祖出生了，有红光映天的祥瑞发生，这时陈抟看到祥瑞知道了彭祖的出生，刚好陈抟当时就该睡了……等陈抟一觉睡醒再一打听，彭祖死了两百来年了，陈抟感慨：“就知道这孩儿养不活啊。”

他的蛰龙法就是睡觉的功法，蛰龙法就是毛孔呼吸配合一定姿势的卧式，是睡眠时练习的一种方法。普通人可能较难掌握，将该法简化后，就适合大家掌握了，那就是深呼吸，全身放松。晚上睡觉之前，意识放空，从头到脚每一个关节逐一慢慢放松，这种休息程度很深，这样短时间的睡眠也能起到很好的效果。

有的人是不得不熬夜或因生活不顺而失眠。其实偶尔熬夜、失眠对身体的伤害不会特别大，保障健康和美丽首要的是要保持心情愉快。学会给自己减压，不要钻牛角尖。人的一辈子不可能永远都平顺，总有起伏的时候。人活着，但求无愧于心，生活的起起伏伏都是不可多得的财富，时常抱着一颗感恩的心，再看生活，就觉得顺多了。

酒性烈，少则活血，多则伤身

在和我的恩师学医的过程中，我认识了很多和恩师志同道合的人，其中一个老奶奶当年都103岁了，特别慈祥，对我也非常好，经常给我做她的拿手菜。她说她的长寿之道就是保持一颗快乐的心，生命不息，劳作不止。她对食物要求很低，一般吃的都是自己种的，不过必不可少的是：每餐后喜欢喝几口酒活活血。

认识的时间长了我发现，这位奶奶的确对吃的不太讲究，粗茶淡饭吃什么都行，对酒却有要求，喝的都是高度白酒。因为她的孙子辈和重孙子辈都在大城市工作，经济条件比较好，也孝顺，都知道她的爱好，逢年过节送给她的都是几百元一瓶的好酒。

老奶奶说，并不是自己喜欢酒精的味道，喝酒主要是为了活血。年轻的时候穷，孩子多，生活压力大，生完孩子也不能好好休息。月子期间、阴雨天都需要干活，寒气入骨，过了50岁就落下一身的毛病。刚开始是不舒服的时候喝两口酒压一压，后来发现每餐喝几口酒，可以缓解自己多年来头晕、腿疼、腰酸的老毛病，所以从60多岁开始，40年来，她这个习惯雷打不动。她之所以长寿，我觉得和她这个习惯也有一定的关系。

总的来说我还是推荐女性朋友喝点酒来活血化瘀的，我比较喜欢喝的是台湾的一位中医师推荐的天门冬酒，见过我的人都惊讶我皮肤好，很大程度上是这个酒的药效。我一般是用糯米自己酿酒，但是把方法说了以后，很多朋友都酿不成，白白浪费材料，所以还是教给大家一些现成的做法。

用10℃左右的黄酒2000毫升，加上120克天门冬，配90克的干姜一起，防止伤胃。先泡21天，然后开始喝，每天喝50～100毫升，坚持喝下去皮肤慢慢变白、变细腻。天门冬的话，一定是越白质量越好，越透明质量越好，有的天门冬都是深黄色、褐色，不透明了，那会让效果大打折扣。

天门冬大寒，入肺、肾经，上清肺热而润燥，下滋肾阴而降火，而且有很好的美容祛斑的作用，新瘢痕一年内就会去掉，陈旧的2～3年可以去掉。这个酒里面加干姜是为了平衡天门冬的寒性，要是没有买干姜的话，用普通做菜用的姜也是可以的，不过因为生姜皮是凉性的，而生姜肉是热性的，所以把姜切成片之前一定得把皮给去掉，这样才能发挥它的热性。

喝这个酒需要注意，开始有的人会出现发红疹、皮肤瘙痒等不适的症状，但是不要着急，这就是身体在自我排毒，短则一周，长则一月，这个症状就会消失的，所以不用担心。

想要达到好的疗效，一定要持之以恒，三天打鱼、两天晒网可是不行的。第一次泡酒的时候不妨少泡点，因为我发现很多姐妹第一次就泡很大一桶，但是自己又不喜欢喝，白白浪费，泡几百毫升，自己喜欢喝就喝，不喜欢喝也不要勉强，毕竟这个世界上好的配方有千百种，不必单恋一枝花，找到适合自己的才是最好的。

酒不能多喝。我听上海肿瘤医院的一位医生朋友说他们科室又收来

16个食道癌的患者，最年轻的才27岁，全是食管中段的病变。可以断定的是，都是喝酒后呕吐出血，幸运的是都是早期癌。再次给大家普及，喝酒脸红的人是体内缺少解酒的物质，脸红是中毒的症状，这样的人喝酒比其他人患食道癌的概率高16～28倍，朋友们自己保重，不能多喝，同时也别强人所难。年轻人不要拼酒，特别是喝酒脸红的人，为了我们的健康请远离烟酒。

酒对人的健康是一把双刃剑，喝对了，可强身健体；过度了，也难免伤身。酒最伤的是肝，肝功能下降了，身体的免疫力也跟着下降，而且整天醉醺醺的人也没有生气，一个人如果没有生气，没有好的气场，好运是不会找上门的。

做智慧的妈妈，让孩子少积瘀

现在都是优生优育，每个家庭只有一两个孩子，我们都想做一个合格的妈妈。什么样的妈妈是合格的妈妈？是那种孩子病了，整天抱着孩子去医院打点滴，顾不上自己喝一口水、吃一口饭，眼巴巴盼着自己的宝贝快些好起来的妈妈吗？

当然不是，这样的妈妈大都是育儿考试不及格的母亲。合格的母亲会防患于未然，将孩子的疾病苗头扼杀在摇篮里，不会任由疾病折磨自己的宝贝。其实少积瘀并不麻烦，下面就这个问题给各位妈妈讲一下我的经验。

要防瘀首先得发现瘀滞，及时疏通，避免后患。想要孩子无瘀，做妈妈的一样要心胸开阔，给孩子做一个好的榜样。如果整天抑郁、动不动就使性子、发脾气，在这样的环境下生长的孩子，潜移默化，脾气都不好。

记得一年前的春天，一位衣着入时的妈妈带着14岁的女儿来找我求助，她女儿小小年纪乳腺增生就很严重。因为她们家族女性得这个病的特别多，上一个月还有一个亲戚乳癌复发不幸去世了，而这位妈妈本人也有乳腺增生，所以很担心孩子以后的健康，想让我帮女孩调理一下。

一般得乳腺增生的女性，很少有特别豁达的，都有点偏“小心眼”。

在这里并不是要表达贬义，而是说，这样的人遇到了事，容易堆积在心里，不太会排遣。我问女孩，她生气的时候是什么表现。女孩说生气了就不说话，不理人，即使是好朋友甚至是爸妈惹她生气了，都可以一个月不和他们说话。

我就问女孩的妈妈，是不是女孩的反应和她生气的时候是一样的。妈妈的答案也的确印证了我的猜想。其实很多疾病，比如乳腺增生并不是遗传的，只是女儿遗传了妈妈不豁达的生活态度才会这样。这位妈妈平时就爱生气，生气了就不理人，所以女儿有样学样，也有一样的习惯。她们家族女性普遍有乳腺增生，我估计她们处理问题、对待不如意的事情反应都相似，所以这样的病才得以“代代相传”。

在养孩子的时候一定要以身作则，学会处事豁达，这样孩子才不会太“小心眼”。我给她们分析完原因，然后告诉她们母女，妈妈带头，学会控制情绪，多倾诉，不生闷气，让女孩泡青皮水喝、多做胸部的按摩。听了我的建议，半年后再次见女孩，发现她不仅乳腺增生小多了，整个人都开朗了不少，我甚是欣慰。

各位妈妈要想孩子无瘀，得时时给孩子树立一个好的榜样。如果妈妈是积极、豁达地面对生活，孩子也就不容易“小心眼”，抑郁成疾。如果妈妈“小心眼”，整天抱怨，负能量满满的，你会发现孩子慢慢地越来越像你。所以做妈妈的，首先要做到的就是自己心胸开阔，笑对生活。

一般家里的小孩子遇到事情想不开的比较少，之所以瘀，很大原因是身体不通，给小孩子打通身体简单得很，那就是捏脊。具体做法是：大人用双手拇指指腹与食指、中指指腹对合，挟持小孩的后背脊柱正中线的皮肤，从尾骨的长强穴一直提捏到第七颈椎大椎穴。

不管爱不爱生病的孩子，每天捏脊两次，可以增加免疫力。网上有小儿捏脊视频，不会做的，跟着视频学习就懂了。力度一定要轻，孩子肌肤娇嫩。特别提醒，家长给孩子按摩时，一定要注意不能有穿堂风，不能让孩子着凉。

除此之外，还得做一个细心的妈妈。曾经有读者朋友给我写信，说她女儿今年9岁，2岁时已经发现她的内裤有黄色分泌物，当时这位妈妈确实没想到孩子会患上妇科炎症。女儿6岁时去医院检查，结果是细菌性阴道炎，这几年一直用各种中西医的方法治疗，都没有好，想问问我怎么办才行。我给了这位妈妈一些建议，后来没有收到她的反馈，不知道她女儿怎么样了，我也牵挂至今。

在这里想和各位妈妈说一下，对待孩子一定要细心，特别是小女孩，很多不知情的妈妈看到女儿阴道异常，有黄色分泌物，有异味，都不在意，不往阴道炎方面想，等到发现是阴道炎时，往往已经发展成慢性阴道炎，治疗起来非常困难。而且炎症随着阴道往上行，还会导致附件炎等炎症，导致长大后不孕不育，影响孩子的婚姻，甚至是一辈子的幸福。

女童的内裤要单独手洗，不能和大人的衣服一起洗，以免交叉感染。这位女童2岁阴道就有黄色分泌物流出，有可能是这位妈妈洗衣服时，把全家人的衣服一起洗，交叉感染而使孩子患病的。各位妈妈怀孕前一定要做婚前检查、孕期检查，有了疾病及时治疗，生下一个健康的宝宝，才是给宝宝最大的财富。

养育孩子不容易。既然选择了要生孩子，生了孩子，就要做个智慧的妈妈，为孩子的健康保驾护航，让孩子健康快乐成长。同时，我们也要感恩母亲对我们的养育。

孝顺母亲，让老人无瘀度晚年

为人父母，总是把最多的爱给予下一代，我们关心最多的是自己和自己孩子的问题，往往忽视了上一辈，等到妈妈生病了，才意识到妈妈也是需要我们去关心和照顾的。

一个事业有成的读者和我交流的时候说过，这辈子最遗憾的是有经济实力孝顺父母了，父母却不在了，子欲养而亲不待。她真希望当初创业的时候能够留出一部分的精力关心自己的母亲，最忙的时候，她连续3年没有回过老家，等到事业有起色的时候，母亲却因心梗抢救不及时去世了，这给她留下了终生的遗憾。

百善孝为先，自己孝顺，言传身教，可以给孩子树立一个非常好的榜样，让孝顺这个好的习惯在自己家里代代相传。对老人一定要细心，不能想着以后再孝顺，活在当下，做在当下。从现在开始做一个细心、孝顺的女儿，不要再想着以后有空了或有时间了再孝顺。

关爱妈妈，第一个就是孝顺，子女孝顺了，对于母亲来说万事都不是事了，心情好了，身体自然不容易产生瘀滞。这个孝顺可不仅仅是买点东西，还包括常回家看看，多陪陪父母。

当然，孝顺不仅仅是顺，因为有的妈妈年纪大了就变成老小孩了，喜欢由着自己的性子来，这个时候我们做子女的得帮着拿主意，大方向不能错。

拿我自己来说，不知道大家有没有看过我的博客，关于劝母亲吃药的。我母亲由于下肢血液瘀滞，得了静脉血栓，以前一直吃胶囊包的药粉。由于毒胶囊事件，导致我母亲拒绝吃药。但左下肢静脉血栓却因为患过脑溢血，而不能吃溶栓西药，只能服用中药活血行气来调理。药比较贵，静脉血栓不是一两天能去除的，有可能我的母亲需要终身服用中药。所以，如果熬药，家庭开销很大，而把药材打粉吃，既能达到疗效，又能省去熬药的时间，还节省很多钱。以前一直用空胶囊灌药粉吃，疗效也很显著。

在全家人的哄劝下，母亲终于愿意用开水直接冲服药粉了。第一天很苦，我们全家鼓励她，要她坚持。以前总是用肩膀为我们遮风挡雨的母亲，此时像个小孩，需要我们不停地鼓励和哄劝。虽然人不在母亲身边，但每天的电话必不可少，一定要督促她吃药。坚持了几天，母亲终于习惯药粉的味道了，我悬着的心总算暂时放下了。

在这里非常感谢广大亲爱的读者，为我母亲吃药的事献计献策，给我鼓励和信心。在这里我附上母亲的方子：三七3斤、丹参2两、桃仁1两、当归2两、黄芪2两、党参2两、红花2两、蜈蚣5条、制首乌2两、甘草1两，洗净烘干打粉，每天早中晚各吃半汤匙。先用滚开水冲药粉，搅匀后盖上盖子闷5分钟，再充分搅匀服用。旁边备点水果或一杯白开水，喝完药粉后吃点水果或喝点白开水，以去除嘴里的苦味。

在这个方子里，三七活血止血祛瘀，为主药君药。丹参活血祛瘀，养血安神；桃仁活血祛瘀，润肠通便；当归活血行血祛瘀；黄芪补气行气；党参补气，扩张血管、降压、改善微循环、增强造血功能；红花活血祛瘀；蜈蚣有毒，散结通络，适用于卒中后遗症；此几味药为臣药。制首乌补肝肾，增强造血功能，改善微循环，为佐药。甘草润肺，调和诸药，为使药。

这个方子能慢慢溶解血栓，疏通瘀阻，扩张血管，让血流畅通，避免患者由于血栓的堵塞而导致下肢坏死去截肢，也避免患者血栓脱落随静脉进入心脏或肺脏而导致死亡。凡是患过脑出血，又有动脉或静脉血栓的患者，后期调理都可以用此方。过敏体质者去掉蜈蚣。桃仁不可长期吃，一般连续吃3个月后，去掉方子中的桃仁。

因为这是一个活血化瘀的方子，而且效果不错，所以在这里分享给大家。但任何一个方子，并不可能适合所有的人，若有跟我母亲疾病相同的患者，请在此方子的基础上，咨询当地医生，根据自身的体质和病况进行加减。

最后还想说几句，其实对父母最大的孝顺就是自己过得好，就像歌词里说的“老人不图儿女为家做多大贡献，一辈子总操心就奔个平平安安”，只要子女平安幸福，老人没有后顾之忧，每天生活就能乐呵呵的，晚年自然不容易生瘀。

化瘀的诀窍：细水长流

找出身体排污口，排出湿毒

拔罐养阳气，排毒又化瘀

泡脚驱寒通瘀，呵护女人

智能三七的双向调节

逍遥丸疏肝利胆，调情志

化肾脏之瘀，补精气抗衰老

排瘀顺气，用情志制约法

第十章

化瘀有术，送给天下爱自己的女人

化瘀的诀窍：细水长流

相比男人，女人更爱生气，容易情志不畅。其实身体有瘀并不要紧，要紧的是找到方法，自我化解。前面我说过如果身体有刺痛、肿块，面部、口唇青紫，月经不调等瘀症的人都应该自我调理一下。

化解身体之瘀首先得对症，例如因为跌打损伤导致血液不能及时排出或消散而形成的瘀，就要求我们多按揉，持之以恒就可以使瘀血消散。如果是因为正气虚弱，整天有气无力无法化解身体之瘀，这样的人得补气，喝黄芪水，吃些高蛋白、高营养的食物，把身体养好了，气足了，病症也就消失了。

寒凝血瘀也是非常多见的，现代很多女性穿衣服穿得比较少，办公室空调又足，尤其是在月经期的时候，人体抵抗力最低，寒气会乘虚而入，导致寒凝血瘀。生完孩子不注意好好坐月子，也容易受风、受寒、受湿。痛经、经期拉肚子、全身冷凉、手脚冷凉，基本上都是这么来的。对于这样的人，少吃凉的，不要穿太少，多做艾灸，基本上就可以改善。

据我观察发现，女性身体产生瘀最多的原因还是气机不畅，气滞而生瘀。想要解决这个问题，有一个良好的心态特别重要。多用积极的眼光看待世界，用友善的态度对待周围的人，笑着面对生活，生活自然也会笑着面对你。

曾经有一个读者给我来信说她生活经历比较坎坷，父母离异，和丈夫相处不好，到离婚的边缘，工作不顺心，和同事也相处不好，整天生闷气，胸口疼，月经从11岁到现在35岁一直不准时，有时3个月来一次，有时一个月来两次。后来她去看一位著名的老中医，医生给她开了药，但是她喝了一段时间觉得效果很一般，就把药方附信一起寄过来，让我帮忙想想办法，再看看药方是不是有需要改进的地方。

我看了药方，是以桃红四物汤打底的药方，觉得挺对症的。但是因为不能面诊，不能从她的信里知道她的具体情况，所以无法给出该药方、剂量是否适合她的论断。但是有一点是肯定的，那就是她情志不畅、月经不调，到现在有好多年了，换句话说这个瘀证时间已经非常长了，超过20年了。这样的慢性病，还得慢慢调，不可能短时间病就去十之八九的。

对于化瘀，我们要有这样的心理准备，瘀病的积累基本上都是时间很长了，病的拔除自然不可能一蹴而就。所以排瘀急不得，这是一个细水长流的过程。我们能做的就是一点一滴地改善体质，慢慢地消除致病原因。等到身体调整好了，我们会发现所做的一切都是值得的。

人生不如意十之八九，关键是我们对待生活的态度不能消极，如果觉得周围的人都有问题，那就是时候换换自己看世界的角度了。生命只有一次，人活一世不容易，多看看这个世界的积极面，多生活在快乐里，这样当自己结束生命的旅程的时候，才不会觉得遗憾。

我把上面的内容回复给她，并说了好多安慰的话，过了好几个月收到她的回信，她说虽然最终她还是和丈夫离婚了，但是调理的药她继续吃着，自己辞职开了一家咖啡厅，做自己喜欢做的事，觉得特别顺心，现在身体好多了，也觉得生活特别幸福、美好。合上她的信，我特别欣慰，由衷地为她感到高兴。

最后说说桃红四物汤，对于血瘀导致的月经不调特别对症。桃红四物汤是四物汤的加味。四物汤被中医界称为“妇科养血第一方”，由当归、川芎、熟地、白芍四味药组成。在四物汤的基础上加入桃仁、红花，就成了桃红四物汤，具有活血养血、祛瘀调经功能。

配方是：当归9克，川芎6克，熟地12克，炒白芍10克，红枣5颗切开，红糖少许，桃仁、红花各10克，加水煮沸后，再煮15分钟即可。一天一剂药，可煮两次，分两次饮用。

方中以强劲的破血之品桃仁、红花为主，力主活血化瘀；熟地黄以补血，补肾填精；当归补血、活血，补阴中之阳；川芎入血分理血中之气；芍药敛阴养血。桃红四物汤以祛瘀为核心，辅以养血、行气，全方配伍得当，使瘀血祛、新血生、气机畅，化瘀生新，一般经期干净后，连服7～10天就可以了。等到经血没有血块，就表明瘀血减少了，将桃红四物汤换成四物汤即可。

找出身体排污口，排出湿毒

有一段时间，红豆薏米汤这个排湿汤特别流行，周围好多人都在喝。其实排湿不仅能够解决头重如裹、身体困重、四肢酸懒、大便不成形等常见不适症状，排好了湿，身体化瘀的工作也就解决了一半。

先说说二者之间的关系。湿、瘀，都是脏腑功能失调、水液代谢障碍的病理产物。《医贯》中对湿和瘀的关系是这样描述的："气郁而湿滞，湿滞而成热，热郁而成痰，痰滞而血不行。"湿、瘀在形成过程中都与气滞有关，气滞则水湿停，湿热堆积，最终会导致血瘀。其实理论的东西我们不懂也没有关系，只要知道排瘀先排湿就可以了。

那如何排湿呢？只要找到身体的"排湿口"就可以了。我们人体有7个"排湿口"，找到这些"排湿口"，打开阀门就可以把湿毒排出去，人就会少生病，不生瘀。这些"排湿口"很好找，它们都"窝"在关节的部位。

○极泉穴

腋窝的极泉穴是心经的重要穴位，可以去心脏的郁火毒素，应常常按揉、拍打，以疏通这口"井"。一般每边拍2~3分钟就可以了，一周1~2

次即可。

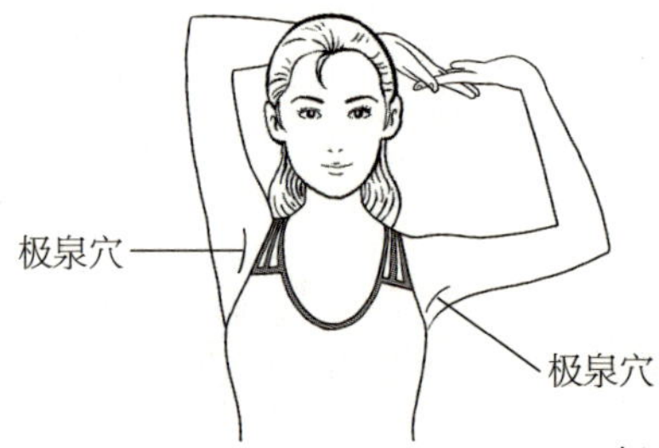

极泉穴：心经的重要穴位

○肘窝

当你出现咽喉肿痛、痰黄气喘、咳嗽咯血、心烦心热、口腔溃疡、失眠多梦等问题，可以在肘窝的位置连续拍打5～10分钟，会出现青、红、紫、黑等不同颜色的毒素反应物。每1～2周一次，可保这口“排污井”的通畅，排出心肺瘀毒。

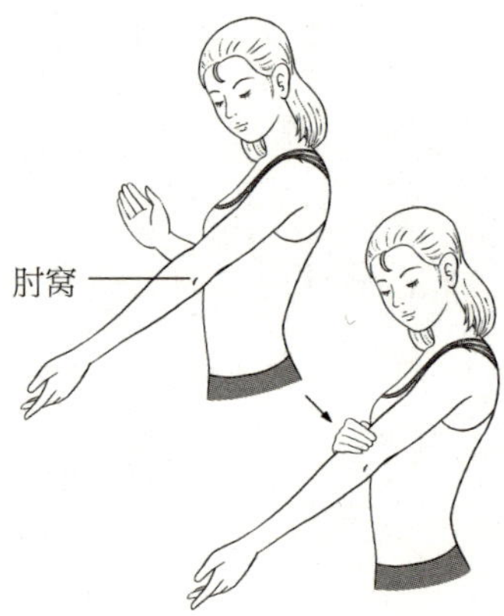

肘窝：常拍打可排出心肺瘀毒

○膝窝

膝窝又称腘窝，在膝窝的中心点上有一个重要穴位叫委中穴，走的是膀胱经。膀胱经是人体最大的排毒祛湿通道，委中穴便是这个通道上的“排污口”，如果这里不通畅，湿气排不出去，可能会导致关节炎。所以平时可拍打此处5～10分钟，至瘀斑痧点显出，每一两周拍打一次。

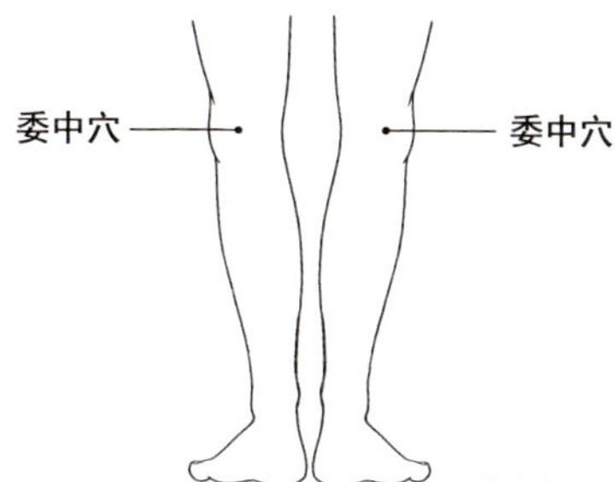

委中穴：膀胱经上的“排污口”

○阴陵泉

阴陵泉是脾经的合穴，从脚趾出发的脾经经气在这儿往里深入，常按可以健脾祛湿。在膝盖下方，沿着小腿内侧骨往上捋，向内转弯时的凹陷，就是阴陵泉所在。每天要用手指按揉这里，时间不拘，空闲的时候就可以，但要保证一天总共10分钟以上。如果你体内有湿气，按这里会疼，但是坚持按揉，你会发现疼痛逐渐减轻，说明你的湿证在好转。

○足三里

足三里穴是治脾健胃的第一穴，祛湿当然也少不了它。刺激的最好方法是艾灸。每天睡觉前用艾条灸，可以健脾祛湿。足三里是一个祛湿的要穴，而人体湿气大就容易滋生细菌，引起水肿，以及各种炎症，包括皮炎、皮疹等。另外，脾是生痰之源，是管湿气的，如果湿气多了运化不出去，就会变成痰饮。所以，要从根本上解决生痰的问题就要健脾，而每天坚持多揉足三里就好。操作方法：空闲的时候按揉足三里，一天要保证10分钟。晚上睡觉前，用艾条灸两侧足三里穴3～5分钟，最好灸之前先按足三里1～2分钟。

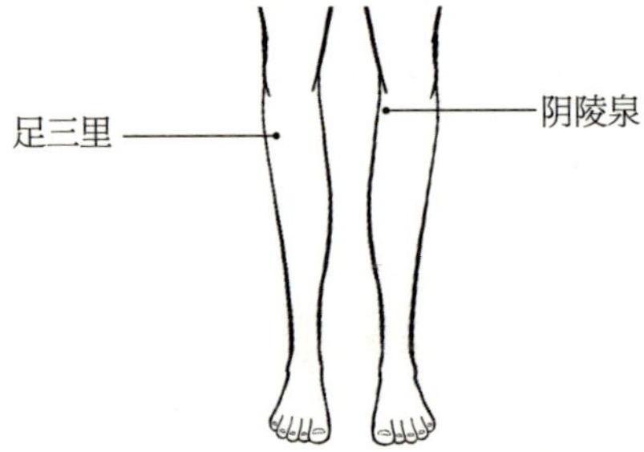

阴陵泉和足三里：祛脾湿的要穴

○承山穴

承山穴是最有效的祛除人体湿气的穴位，刺激它跟服用红豆薏米粥有异曲同工之妙。因为承山穴在足太阳膀胱经上，位于小腿后面正中。膀胱经主人体一身之阳气，所以，刺激它能通过振奋膀胱经的阳气，排出人体湿气。大多数人只要轻轻一按承山穴，都会有明显的酸胀痛感，这都是因为体内有湿的缘故。而按揉承山穴一段时间后，我们会感觉身上微微发热，这就是膀胱经的阳气在起作用了，身上的湿邪正随着上升的阳气向外发散。所以寒湿体质者一定要注意记住这一保健大穴，合理地在生活中使用。

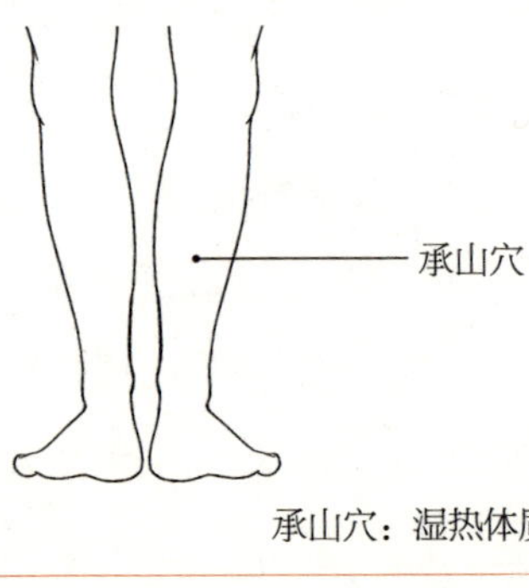

承山穴：湿热体质的强身要穴

○丰隆穴

配合足三里穴按摩丰隆穴可以祛湿化痰。丰隆，象声，轰隆打雷。长期坚持按摩能把浊湿像打雷下雨一样排出去。从腿的外侧找到膝眼和外踝这两个点，连成一条线，然后取这条线的中点，接下来找到腿上的胫骨，胫骨前缘外侧1.5寸，大约是你两指的宽度，和刚才那个中点平齐，在附近按压，最感酸麻沉重或者痛感明显的地方，就是丰隆穴，每天按压3分钟左右。

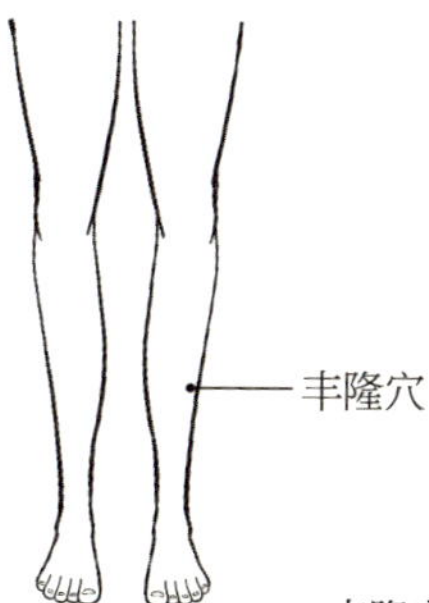

丰隆穴：坚持每天按压 3 分钟

我常说“万病根源在于瘀”，人之所以疼痛部位不同，患的疾病不同，就是因为不同的地方被瘀血堵塞。中医认为“痛则不通，通则不痛”。多拍打这7个“排湿口”，疏通瘀血，使体内供血正常，人体各器官恢复正常功能，湿毒、瘀毒自然消失不见，人也会变得更加健康美丽。

拔罐养阳气，排毒又化瘀

前几天一个朋友淋雨后受寒感冒了，我去她家看望她的时候，她正在吃药。朋友拿着药对我说，吃不吃药都一样，反正只要感冒了，不管用什么方法，怎么着也得一个星期才能好。我说那可未必，我有办法让她用不了一个星期，可以很快康复。

我先给她熬了些红糖姜水喝，然后让她把家里的真空拔罐器拿出来。说起这个真空拔罐器还是我送给她的，以前学中医入迷的时候，特别喜欢送真空拔罐器、艾灸条、刮痧板给亲戚朋友，觉得送什么都没有送健康来得实惠。可是后来发现我送的这些好东西，在别人手里利用率却并不高。

这不，她也是翻箱倒柜找了好久才找到，一脸心虚地递给我。当时她家里没有外人，我给她做了基本的背部按摩后，就在她的膀胱经上拔罐，不出10分钟，罐印就开始发黑发紫，她还吵着背痒让快点结束。不管她的抗议，我留罐大概30分钟才把罐起了，然后又沿着膀胱经给她推拿了几遍。

等我要走的时候，她感谢我说，感冒好多了，身上不发冷了，也有劲了，说我果然有两把刷子。我心中得意，但还是一脸淡定地说，过奖，过奖。我告诉她，其实最该感谢的是她一直冷落的拔罐器，平时没事在背部拔拔罐，感冒就不会找上门了。

我在她膀胱经上拔罐，不仅有驱寒的作用，还可以通经活络、振奋阳气、疏通瘀阻。经常拔罐，身体经络通了，自然一通百通。这特别适合受寒而瘀的情况。平时怕冷、四肢冰凉，还伴有痛经、月经不调、口唇发紫的人都可以通过拔罐来振奋阳气，排除瘀堵。

如今真空拔罐器以塑料制成，是利用抽气方式拔罐，比较安全，而且很便宜，又容易操作。姐妹们不妨都买一套，经常给自己和家人拔拔罐。求医不如求己，与其一次次去理疗店拔火罐，还不如自己买一套拔罐器，可以随时用又不费钱。网上或者一般的中医保健产品店都有，还附有穴位图说明。穴位范围小，拔罐器相对较大，拔罐时只要大致的方向对就能起到保健效果，所以都不需要有什么知识就能上手。

我在博客里也推荐了拔罐，很多姐妹操作后身上留下各种颜色的印记或水疱，纷纷跑过来问我怎么回事。根据大家反馈的问题，在这里我重点介绍一下，不同的拔罐印记说明了哪些不同的问题。其实，拔罐后的印子也是身体内部打给我们的电话，告诉我们身体哪里不好了，不好到什么程度。

○罐印紫黑而黯

一般表示体内有血瘀，如痛经或心脏供血不足，患部受寒较重也会出现此印记。如印记数天不退，通常表示病程已久，需要较长的时间来调理。如走罐时出现大面积黑紫印，提示风寒所犯面积大，应对症驱寒为主。罐印发紫伴有斑块的，一般提示有局部寒凝血瘀。

○罐印淡紫伴有斑块

一般提示为局部有寒凝血瘀，比如在肾俞穴处呈现，则提示为寒气入肾或卵巢处有气滞血瘀的病机。

○罐印鲜红而艳

一般提示阴虚或气阴两虚，阴虚火旺也会出现。

○水疱

提示湿气较重。若在患部出现较多小水疱时，对应脏腑湿气较重。同样的道理，罐中有水珠、潮湿者，一般都说明为寒证、湿气盛。若水汽色黄为湿热，水疱呈红色或黑色，示久病或湿盛血瘀。若走罐时出现风团（如急性寻麻疹状），提示为风邪所致。拔罐的时候皮肤微痒的，基本上都是风邪、湿证。

○皮色无变化

触之不温，多为虚寒证。局部拔完后很快恢复原样，说明身体很快恢复好转。

再说说拔完罐如何处理，一般起罐后，可先用消毒棉球轻轻擦拭皮肤，然后擦擦真空罐。如果拔罐的地方觉得非常痒，那是身体在排风邪，用手挠挠是可以的，别太使劲抓就行，过一会儿就好了；如出现小水疱可任其自行吸收，不需处理；水疱较大，就用消毒毫针刺破，用酒精棉球吸干水液，再涂上碘酒或者龙胆紫，无须过度担心，一般都不会感染，出血应用棉球拭净。

刚开始拔罐的人，拔罐时间不宜过长，10～15分钟就好，时间长了，自己熟练了，再根据自己的实际需要自己确定拔罐时间。拔罐的部位也一样，最开始的时候建议只拔背部膀胱经，自己熟练后根据自己的实际情况酌情选择拔罐部位。孕妇尽量少拔罐，极度衰弱、过度疲劳、饥饿状态、过饱过渴时不可拔罐。有传染性疾病，特别是皮肤病的，不要和家人共用拔罐器，以免交叉感染，每次拔完罐也要好好清洗罐子。拔罐后最好当天不要洗澡，如果洗澡也应在拔罐后3个小时为宜。

泡脚驱寒通瘀，呵护女人

脚被称作人体的第二心脏，人的双脚上存在着与各脏腑器官相对应的反射区。医学典籍记载：“人之有脚，犹似树之有根，树枯根先竭，人老脚先衰。”从养生理论看，脚离人体的心脏最远，负担最重，这个地方是身体照顾最少的地方，也是最容易衰老的地方。而预防衰老，保护人体的第二个心脏，热水泡脚是一个很好的方法。当用热水泡脚时，可以刺激这些反射区，促进人体血液循环，调理内分泌系统，取得驱寒通瘀、防病治病的保健效果。

无怪人们常说“富人吃补药，穷人泡泡脚”，的确泡脚和吃补药有一样的效果，而且四季通用。春天泡脚，升阳固脱；夏天泡脚，祛湿除热；秋天泡脚，清肠润肺；冬天泡脚，丹田暖和。现代社会，空调大量使用，再加上人们普遍爱吃凉的食物，所以体内多寒湿，更需要我们经常泡脚。

体寒的人一般会有这样的感觉，就是泡脚的时候会感觉膝盖很凉，这说明体内的寒湿正在被逼出体外。因此，如果受寒着凉了，有时不用吃药，泡泡脚，一出汗，将体内的寒驱散，身体立马就好了。对于血压高的人，如果长期泡脚，会使得人体的肢体末端血液循环得到改善，慢慢地血压就降下来了。反正泡脚就是一个基本上适合任何一个人又几乎不花钱的方法，不经常泡泡脚，而去费力寻找别的养生保健的方法，实在太可惜了。

泡脚时间一长身体就会出汗，出汗部位不同代表身体病症的不同，大致如下面所述。

○上半身不出汗，下身出汗

说明肾寒，坚持泡脚，可改善；泡脚调理的同时，需配合吃黑米黑豆核桃仁粥，效果更好。睡觉戴护腰、穿棉袜。不可穿低腰裤或露脐装。夏天不可让空调直吹。

○上身发热出汗，下半身不出汗

说明气虚。气虚者泡脚水温控制在39℃左右，不可太高，否则会头晕。气虚者需配合喝黄芪党参当归茶。黄芪30克、党参15克、当归10克，药材洗净浸泡40分钟，再放入锅中大火烧开，改中火熬半个小时，滤掉渣滓，留汤药带到公司当茶水喝。容易上火的阴虚者，加麦冬15克一起熬。

再说说泡脚盆，现在市场上卖的很多，我比较喜欢高木桶的泡脚盆。在网上就有售，价格从一百元到五六百元不等。一般价格特别便宜的木桶，买回来甲醛味道很重，所以在购买时要询问卖家，如果卖家回答说放一段时间就没有味道，那说明还是味道很大。最好买卖家承诺没有味道的，质量通常会较好。

木桶怕干燥，买回来后，不泡脚的时候，可以放在卫生间，装满水，一方面用里面的水冲马桶，一方面用水浸泡养着木桶，以防木桶开裂。木桶加入热水，每次水位线以能泡到小腿肚子以上为佳。此时重量比较大，泡完脚后，可用小盆先舀出木桶的水倒掉，等到木桶里剩下一点点水的时候，再拿起木桶去倒水。若在木桶有很多水的情况下，搬动木桶去倒水，容易扭伤腰部。泡脚的水也可以留着冲厕所，还能省水。

泡脚的时候要注意，时间不宜过长，以20～30分钟为宜。在泡脚过程中，由于人体血液循环加快，心率也比平时快，时间太长的话，容易增加心脏负担。另外，由于更多的血液会涌向下肢，体质虚弱者容易因脑部供血不足而感到头晕，严重者甚至会发生昏厥。其中，有心脑血管疾病的人应格外注意，如果有胸闷、头晕的感觉，应暂时停止泡脚，马上躺在床上休息。太饱或太饿时都不可泡脚。水温不可过高，以自己觉得舒适为度。忌自作主张，乱放中药。饭后半小时不宜泡脚，吃完饭至少过两小时后再洗脚。

最后送给姐妹们一些非常好用的泡脚小方子。

1 失眠

用药：吴茱萸 40 克，米醋（白醋）适量。

用法：用吴茱萸煎汁，加入温水，再加入米醋，用蒸气足浴盆浸泡双足 30 分钟，每日 1 次。

2 痛经

用药：小茴香 400 克。

用法：将上药煎水去渣后，混入温水，用蒸气足浴盆浸泡双足 30 分钟，每日 1 次。

3 感冒或感冒头痛

用药：生姜 200 克。

用法：上药煎水去渣后，混入温水用蒸气足浴盆浸泡双足 30 分钟，主治风寒感冒，每日 1 次。

④ 减肥、脂肪堆积过多造成的肥胖病

用药：冬瓜皮 500 克，茯苓 300 克，木瓜 100 克。

用法：水煮去渣后，入蒸气足浴盆内浸泡双足，每次 30 ~ 45 分钟，至出汗。每日 1 次。

⑤ 脚臭、脚气

用药：白醋 30 毫升，其余的醋 100 毫升。

用法：将醋加入水中后浸泡双足，每次 30 分钟，至出汗。每日 1 次，15 天为 1 个疗程。

智能三七的双向调节

不起眼的小中药往往有很大的功效，比如活血止血兼顾的中药，三七要数第二的话，我实在想不出数第一的中药了。《本草纲目》上说三七"止血，散血，定痛。金刃箭伤，跌扑杖疮，血出不止者，嚼烂涂，或为末掺之，其血即止"。《玉楸药解》上说其"和营止血，通脉行瘀，行瘀血而敛新血"。意思是说，血瘀了，用三七可以活血；出血了，用三七可以止血。三七就是有这样的双向调节作用，非常神奇，而且它的疗效立竿见影，止疼效果也不错。

不知道大家注意过没有，电视上也演过，过去很多犯人会被发配到偏远的地方以示惩戒，其中就有被发配到云南的人。一般这样的人到了发配地之后都要被打杀威棒，以示惩戒，让人好好干活。这时候被发配到云南的人如果买通了狱卒，他在打杀威棒之前给犯人一大碗药，不仅可以减轻被打时的疼痛感，而且打完了以后身上的棒疮瘀血可以很快消散，这药里面主要的成分就是三七。

三七生在西南，长在地下，《周易》里面说西南是土气很重的地方，也是很肥沃的土地，三七外面的颜色是青的，里面的颜色是黄的，青可入肝，肝是藏血之脏；黄可入脾胃，它可以益气统血。三七藏血统血兼顾，所以功效才这么好。

三七的神奇还不止于此，一般活血化瘀的药都有一些破气效果，对正气有一些消耗、伤害。但是三七在活血化瘀的同时，一点也不会伤害正气，所以我也喜欢用三七，炖鱼或者牛肉的时候都喜欢加一点。照我前面说的症状自我判断，如果有血瘀症状的，建议每天3～5克三七粉，装胶囊喝，或者干脆冲水喝。

很多人包括我的母亲会遇到这样的尴尬事情，既需要活血又怕活血，伴随出血性疾病如脑出血、血小板低容易出血，又有静脉曲张、血栓需要活血，这个时候人容易左右为难，不知道怎么兼顾活血和补血。其实不用为难，有三七就足够了。我妈妈就是既有静脉血栓又患过脑出血。患静脉血栓需要活血，而因为脑出血又不能过多使用活血的药，怕旧病复发，西药根本不能考虑。这时候我妈妈吃的药，不知道大家还记得不，我在第九章说过，主药就是三七。

正因为三七活血补血兼顾，所以非常适合糖尿病患者用，像我们平常治疗糖尿病足、糖尿病眼病等一些糖尿病并发症，都可以用三七粉冲服。要不然，比如说像糖尿病眼底出血，如果用止血药，疾病本身是在微血管病变的基础上形成的，血液循环已经很差了，用药后更差；如果用活血药，又怕它引起出血，加重疾病，这个时候用三七就再好不过了。

除了血糖高以外，血压、血脂高也可以服用三七粉，我向很多人推荐过，效果都非常好。坚持服用三七粉，基本上血脂、血压都下来了。不过，和我前面说的一样，化瘀、治病是一件细水长流的事情，一定要持之以恒，冰冻三尺非一日之寒，想把几十年的病彻底根除自然也不是一朝一夕的事情，一定要坚持服用。

现代科学和临床观察，长期使用三七粉均未发现三七粉的副作用。

三七粉属于纯天然药食同源特产食品，和西药不一样。只要三七粉每人每天不超过5克，就不会有问题。日常保健一天3克就可以了。如果有血瘀型月经不调，可以用三七粉活血化瘀来调理月经，但月经期间不要用，孕妇禁用，以免对胎儿有影响。产后推荐用，产后用三七来活血效果非常好。

三七粉可生吃或熟吃，但生吃和熟吃的效果侧重点稍有区别，可以用“生打熟补”四字概括。顾名思义，“生”是指生用三七粉，“打”是指生三七粉的功效是止血活血、散瘀消肿、强心止痛的。“熟”是指熟用三七粉，“补”是指熟三七粉的功效是补血理血、补益健身、提高人体免疫力。

三七粉生吃功效侧重于活血化瘀，如果想解决跌打瘀血、外伤出血、产后血晕、吐血、鼻出血等血症，或防治冠心病、高血脂、高血压等心脑血管疾病，或美容抗衰老等，最好生吃。方法是温水或者纯牛奶送服，或者直接吞服最好，一般人每天3～5克就可以了，温水最好不超过40℃。三七粉熟吃可以用来补血，想解决身体虚弱、食欲不振、神经衰弱、过度疲劳、失血、贫血等问题的人最好熟吃。方法也很简单，用鸡、鱼或其他肉炖汤或开水冲服，每天5克就可以了，不用吃得太多。

逍遥丸疏肝利胆，调情志

逍遥最早见于庄子的《逍遥游》，一看到“逍遥”二字，就有一股悠然自得的感觉。而逍遥丸，单凭这个名字，就能知道它的作用。没错，逍遥丸能散肝气之郁，行血液之滞，人服用后气血流畅无阻，周身舒适自如，身心逍遥。连著名医学家叶天士都称赞其为“女科圣药”，对女性的用处特别大。

逍遥丸出自800多年前的宋代《太平惠民和剂局方》，这是一本著名的成药处方汇总，里面有很多传世的名方，如至宝丹、牛黄清心丸、苏合香丸、紫雪丹、四物汤和逍遥散等。逍遥丸即是逍遥散的丸剂。

逍遥丸由柴胡、当归、白芍、炒白术、茯苓、薄荷、生姜、炙甘草这几味药组成。方中柴胡疏肝解郁，以顺肝条达之性，为君药。白芍养血敛阴，柔肝缓急，当归养血和血，理气止痛，共为臣药。由于木克土（在五行中，肝为木，脾为土），肝病易于传脾，故以炒白术、茯苓、炙甘草健脾益气，薄荷疏散郁结之气，生姜降逆和中，为佐药。炙甘草益气补中，调和诸药，为使药。

虽然这个药方看似不起眼，但是在这个成药里，诸药配合得特别巧妙，可气血兼顾，肝脾同调，使肝郁得疏，血虚得养，脾弱得复，是不可多得的好方子，无怪流传几百年而不衰。

我们女性大部分心思较为敏感，容易因为家庭、社会的压力产生焦虑、烦躁、抑郁，导致肝疏泄功能失常。由于肝主疏泄、肝藏血的原因，当其疏泄功能减退，人就容易出现情绪不佳、常唉声叹气。肝气进一步郁结容易胸闷，肝火旺的容易暴怒、面红耳赤、两胁疼痛。所以女性除了表现出容易急躁、胸胁胀痛、情绪抑郁、好叹气等，还可出现乳房胀痛、经行腹胀痛、月经不调（主要是月经后期、量少）等症状，如果姐妹们有胸闷气促、两胁胀痛、头晕目眩、乳腺增生、月经不调等都可以服用。

如果因为肝胆瘀滞、情志不调而导致难以受孕也可以试试这个。我有一个朋友前年37岁了，之前一直打拼事业，等到事业起步，想要孩子的时候却一直怀不上孕，越怀不上越着急。

有一次她到我家找我，我发现她面色特别红，可不是红润的红，我在她腹部和腿上捏了几下，她嗷嗷直叫，说明她心火和肝火都非常大。她告诉我她都快崩溃了，心理压力特别大，做了两次试管婴儿都失败了，身心都遭受了巨大的痛苦，但是还是无法受孕，丈夫又不同意领养，现在她特别痛苦。

我安慰了她一会儿，然后建议她接受中医调养，还要一直服用逍遥丸。后来她接受了我的建议，一直服用逍遥丸，其间也用不少中医理疗的方法调理身体，一年后就怀孕了，生了一个健康的白白胖胖的宝宝，还强烈要求我去满月宴。

我推荐一些女性朋友服用逍遥丸，但是有的姐妹向我反映说，药店里没有逍遥丸，只能买到“加味逍遥丸”，问我可以不可以用加味逍遥丸代替逍遥丸，答案是当然可以。

加味逍遥丸，顾名思义，就是在逍遥丸的基础上加了药，通常都是栀子和丹皮，我来说说为什么会加这两味药。在前面说过，人的肝气一旦郁结，气血流通不顺，就会形成瘀滞。而且肝气瘀滞也影响肝藏血的功能，造成血虚，血虽然少了，但是我们必须得完成正常的生命活动，这时候应该怎么办呢，只能想办法加快气血的运行速度。只有体内热度大了，气血流动才会快，这就是血虚生内热的由来。所以肝胆疏泄失调甚至肝火旺盛，都是因为气血过热，养肝保肝就不仅仅是调节肝的问题，还得清热。

栀子和丹皮都有清热之功效，栀子清气中的热，丹皮清血中的热，这两个药同时使用，气血中因肝郁生成的热就会清散。所以加味逍遥丸算是逍遥丸的改良加强版，中医都是一边实践一边给一些中成药加味，所以才有了我们现在这么多好用的中成药。

现在我们没有办法像以前的女性那样，大门不出二门不迈，日出而作，日落而息，不用面对外面世界的压力。现代社会在享受男女平等的同时，必然得付出更多，家庭必须得照顾，工作上也不让须眉，事情多了压力就大，压力大了就容易急躁，所以现在很多姐妹动不动就生气、起急、上火。这个时候需要多关爱自己，常备逍遥丸，一个月吃两个星期，可以疏肝解郁，把体内的无名火扑灭，滋润我们的心田，让我们身心逍遥自在。

化肾脏之瘀，补精气抗衰老

肾为先天之本，是我们一生下来就有的老本，是老天爷给我们的一个存折，在后天生活中如果不及时往存折里存钱，只是一味地支取、消耗的话，那么这个存折里的金额就越来越少，最终用完的时候，就是该跟这个世界说再见的时候。而肾都是先虚再瘀的，防肾瘀先得防肾虚，所以及时养肾添精特别重要，想要补精气，先得了解一下肾的功能和为什么肾容易消耗。

肾在五行属水，心属火。水是用来克火的，所以肾很负责地约束着心火，不让心火过于亢盛。不过生活中遇到的刺激、压力太大了，想要得到的东西越多，心火就越旺，火越来越高，肾水不得已一遍一遍地喷洒，水少了，水道不通，肾瘀了，肾没有足够的精力和能量去维持自己原有的工作职责，于是一个个麻烦就来了。

肾瘀，功能不畅容易产生什么症状呢?

“肾者水脏，主津液。”主要是指体内津液的输布和排泄，特别是尿液的生成和排泄，全靠肾的蒸腾气化作用。这个功能一旦失调，会导致小便清长、夜里经常起夜、容易水肿、下肢一按硬邦邦的。肾主纳气，纳气功能减退会导致气喘、上气不接下气。肾主骨生髓，肾精不足会导致颈椎病、腰椎间盘突出、骨质疏松、牙齿松动、容易龋齿、记忆力减退、经常忘事等不良后果。此外，性冷淡、白带清稀、月经不调、不孕不育都与肾虚有关。这就需要补肾，肾精充盈了，肾自身能力强了，自然能够发挥自己的功效，不会动不动就掉链子。

补肾我推荐大家喝固本培元护肾汤，这个汤我在一家电视台做节目的时候现场演示过。大家平时做的时候可以用排骨或筒子骨500克，莲藕200克，铁棍山药（就是那种特别细的淮山药）100克，枸杞子、桑葚、茯苓各15克，后三种放入纱布里，然后一起放进砂锅或者电饭煲里煲汤就好了。

这个汤中排骨补中益气；莲藕性味甘寒，除烦解渴、健脾开胃；山药固肾益精、长志安神；枸杞子养肝明目；茯苓补脾祛湿；桑葚养肾滋阴补血，生津润燥。总之，兼顾肾肝脾，能够非常好地补肾之精，抗衰老。一年四季都可以喝，而在冬天肾当令的时候喝，补益肾精的效果更好。很多观众后来给我反馈，说看完我的节目自己亲自实践以后觉得效果特别好，觉得自己充满了活力，精神好了不少。心动不如行动，没有做过的姐妹不妨现在买点食材自己做一做。药补不如食补，喝喝美味的汤，喝出营养和健康，是多么享受的事啊！

最后再说说困扰很多姐妹的“肾虚纹”。有一阵我收到多封邮件，说去某店做后背芳香开背按摩或刮痧，因为腰上有类似于妊娠纹样的纹路，被操作者告知，说是肾虚所致，那个纹路就是肾虚纹。很多人心里已经打起来鼓，有的姐妹甚至真的开始怀疑自己肾虚了。

究竟有没有肾虚纹呢？关于这个问题，我咨询了很多教授级的大夫，中西医的大夫都有，一致的答案是：根本就没有肾虚纹。既然没有肾虚纹，那腰上类似于妊娠纹的纹又是什么呢？其实，那是一个人在长个子时期，长得太快了，皮肤的拉力跟不上，纤维被拉断的生长纹。这种纹出现在后腰部、大腿部是正常现象，不必恐慌。一般青春期在某一时段长高过快的人，都容易出现生长纹，花纹跟肚皮上的妊娠纹一样。有这样纹路的人，无须恐慌。

还有位姐妹去某店做后背刮痧，被操作者告知，刮痧时，腰部有一段皮肤没有出痧，是她肾线断了，吓得这姐妹心里扑腾扑腾的。那么真有后背刮痧能看出肾线断了这一说吗？

答案仍然是：没有。虽然腰为肾之府，肾在人体内长得比较靠后，但肾经循行的路线却不经过后背，而是走人的腿内侧和前胸腹部。后背走的是督脉和膀胱经，何来肾线断了之说？从解剖上来说，腰部肌肉丰厚，本身就不容易出痧。腰往上的后背，肌肉薄，很容易一刮就出痧。这是解剖可以解释的现象，却被一些别有用心的人说成肾线断了，趁机推销他们的产品。

关键是，买卖产品无所谓，毕竟开门做生意都想赚钱，可是这一句“肾线断了”，能把脆弱的女人吓得整天神思恍惚，到时候假肾虚也变成真肾虚了。所以啊，我们去外面做后背芳香开背或是刮痧时，有人说什么腰上有肾虚纹、肾线断了，都不要听，更不要往心里去，一笑置之即可。

排瘀顺气，用情志制约法

我认识的一个姐姐是位单亲妈妈，也是一家外贸公司的主管，她在家里是顶梁柱，上有老下有小，在单位是骨干，什么都力求完美，不敢过于表达自己的情感，不论单位还是家里脾气都不敢发，生活就像一个陀螺似的，压抑了她整个情绪的起伏。当她的乳腺癌被发现的时候已经是晚期了。

人对这个世界和自我的追求，才造就了丰富多彩的世界。生活境遇的起伏，会带来情志上的波动。情志波动太大或者情志过激对身体都不好，过度了会瘀。想要化解这样的瘀，首先得调情志。对于生活上的事，少走心。不以物过喜，不以己过悲，遇到高兴的事，笑一笑，但也别太过激动；遇到不高兴的事，多想想解决办法，不要一味沉浸在自己不良的情绪里不能自拔。再大的事随着时间流逝也会过去，对待生活上的事应该积极、乐观。人活一世，草木一秋，别给自己太大压力，善待自己，善待亲友，不做亏心事，自然可以睡得香甜。

面对生活的起起伏伏，我们的七情六欲难免失常，但只要我们用恰当的方法调节情志，就不会对身体造成伤害。在这里给大家介绍一个不花钱又有趣的排瘀顺气、调理情志的方法。

不知道大家有没有这样的体会，爱生气，心里总窝着火的时候，哭一哭就好受很多，由生气带来的胸闷、胸痛症状会减轻。遇到难过的事很悲伤的时候，看个小品、相声乐一乐就能缓解忧愁，这个就是我要介绍的方法：情志制约法。

介绍这个方法之前，先说说这个方法的理论来源，其实就是五脏对应五种情感，肝主怒，肺主悲，心主喜，脾主思，肾主恐。给大家一说就明白了，比如说肝主怒，肝不好的人，容易喜怒无常，爱发怒，同样，爱发怒的人肝火也旺；肺主悲，林黛玉老是很悲伤，哭哭啼啼，和她肺结核久治不愈很有关；心和喜相关，人特别高兴的时候，心气通达了，看这个世界都是美美的；思与脾之间相关，过思的人都没有胃口；肾与恐有关，大家都知道有句成语，说吓得“屁滚尿流”，就是过恐造成肾功能失常。

知道了五脏对应的情志，再说说情志制约法，其实就是用另外一种情绪去战胜这一种情绪，创自《黄帝内经》。大致是根据五脏情志和五脏生克转化而来的。“怒伤肝，悲胜怒；喜伤心，恐胜喜；思伤脾，怒胜思；忧伤肺，喜胜忧；恐伤肾，思胜恐”，说白了情志制约法就是根据情志及五脏间存在的五行生克关系发挥作用，当一种情感太过了，就用它的死对头去制约它，从而来转移和干扰原来对机体有害的情志，进而达到情志平衡的目的，下面我给大家逐个介绍。

○怒伤肝者，以悲胜之

“悲则气消”，人产生悲哀的心理，对于消散过旺的肝火、郁结的情志有很好作用，最适于经常爱发脾气的人。在《儒门事亲》中有这样的记载：名医张子和给一个妇人治病，看出她主要是肝气郁结导致的疾病，于是就劝她多哭，肺金克肝木，多悲伤哭泣对于由肝气不舒、爱发怒导致的疾病特别有效。妇人照做，果然病好了。所以经常发怒、爱着急的人，应该时常想想悲伤的事情，时不时哭一哭，对身体很有好处。

○思伤脾者，以怒胜之

利用发怒时肝气升发的作用，来消除思虑过度或者体内的气机郁滞。在《续名医类案》中有这样的记载：一个大户家的女主人因为整天思考家财积累、人情往来等事务，怎么也睡不着觉，医生就叫这家的男主人假装花天酒地，结果女主人一发怒，病就好了。经常思虑不解，睡觉的时候也在思考不停或情绪异常低沉的人都可以想想令自己生气的事来自我改善。

○恐伤肾者，以思胜之

“思则气结”，用思这个方法来收敛涣散的神气，使患者主动地排解过于恐惧的情绪，从而达到康复之目的。在《晋书·乐广传》中有这样的记载：一个人去别人家做客饮酒的时候，看到杯子里有蛇的影子，非常害怕，生了病，后来别人告诉他那是一个弓的投影。他思考了很久是怎么回事，等想通了，病也就好了。由恐惧引起的疾病，可以用“深思”的方法来解除其恐惧紧张的心理状态。比如说经常胆小害怕的人，多去思考复杂的问题或者思念自己远方的好友等来平衡过于恐惧而带来的问题。

○喜伤心者，以恐胜之

恐惧的情感可以治疗由于过喜而带来的问题。这个故事也出自《儒门事亲》：一位患者因为过喜而生了病，治疗他的医生，给他切了脉以后面带恐惧地说了声“我去取药去”，结果一去不复返。这个患者觉得自己肯定是大病，就害怕自己将不久于人世，生活在恐惧之中，结果没几天病就好了。这就是用恐惧去治疗大喜过度给身体带来的伤害。大喜之后身体不适的人可以看看恐怖片或者想想自己害怕的事来平衡情志。比如说自己升职了高兴得总是睡不着觉，可以想想升职后巨大的压力，及自己无法胜任的场面，心态就会放平。

○忧伤肺者，以喜胜之

经常笑笑对由于悲伤而导致的抑郁、低沉有很大好处。在《医苑典故趣拾》中有记载：清代有位巡按大人，抑郁寡欢，成天愁眉苦脸。家人请来了名医，名医问明缘由后，就对他说，这位大人主要是月经不调闹的。这位大人听了以后哈哈大笑，逢人就讲，再也不见愁眉苦脸了。总是抑郁不乐的人可以经常看看喜剧、小品相声，经常开怀笑笑，身体自然就好了。

人生在世，难免遇到高低起伏，心情不快、情志过于极端的时候，可以用上述情志疗法自我调节。当然最重要的是培养自己宽大的胸怀。世界那么大，生活那么美好，烦恼忧愁只是生活的一小部分，来到这个世界上，不好好享受这个世界，把目光只局限于生活的不美好，这样岂不是太过可惜！

后记

Postscript

无瘀的女人最年轻

自我的第一本女性养生书《不生病的纪律》面市以来，很多姐妹给我来信说，因为我、因为我的书，她们开始关注中医和道学养生，并且尝试到医院接受中医针灸治疗，也取得了良好的效果，这让我非常欣喜。也有很多姐妹给我来信说，看我的书越看越迷糊，觉得自己全身都有病，养生不知从何下手。

医道知识博大精深，由于本人学识有限，措辞不够精准，因此给很多姐妹造成养生的困惑，在此深表歉意!

在医道养生的路上，我也是一位探寻者。自觉资质不佳，慧根甚浅。所幸一路走来，总有无数好心人默默地帮助我。就像在黑夜中的茫茫大海航行，前方总有指引的明灯。

很多读者在来信中，对我的书表达了独到的见解。很多专家、教授也耐心地给了我很多建议。更多的读者、姐妹、朋友、老师给了我莫大的鼓励。大家给我这么多的关爱，让我倍感幸福。

我刚建微博时，只有养生的微博，才有人点赞和转发，而一些求助的、公益的微博，无人理睬。经过这七年跟大家的相处，在一些大爱之人的感染下，我的粉丝们越来越有爱心，碰上求助微博，积极转发，她们不求回报，将爱心和正能量持续地传递着。

记得刚写书时，有位同行女友十分不服气。她说我的聪明不及她的十分之一，她都写不出书，我又怎么可能写出来呢？这是中医里七情之瘀，结果在2013年她查出子宫肌瘤。在治疗的同时，还向我讨教日常养护之方。在我的指导下，每次复查时，子宫都健健康康。

流水不腐，户枢不蠹。内在有多干净，脸蛋就有多漂亮，无瘀的女人最健康、最美丽。我的恩师针灸泰斗、三通法创始人贺普仁老先生经常对我说："中医之道，博大精深。治病求源，从源头上化瘀通络，才能更快、更有效地治病养生。"恩师已去，但老人家的三通法（微通、温通、强通）依然造福着芸芸众生。

师父的教诲响在耳边，读者的指正铭记于心。有这么多的智者、好心人鼓励我、鞭策我，我会更加努力，探寻中医和道学的养生瑰宝，呈现给广大女性朋友。让我们一起努力，缔造健康的佳话，撰写不老的传奇，传承、传播祖国的传统文化。

另外，需要说明的是，本书中的方法，除了乳房、子宫、卵巢等的护养是女性专属方案之外，其他的方法均是男女通用。

这本书的写成，要特别感谢恩师贺普仁对我医术的倾囊传授，对我从事科普养生事业的衷心鼓励和严厉鞭策；感谢北京同仁医院主任医师杨威的真情作序；感谢宣武医院庞承泽教授、陕西省针灸研究所乔正中教授、中国中医科学研究院针灸研究所吴中朝教授、王彤教授、方存忠教授的鞭策与指正；感谢北京中医药大学东方医院祝东升主任医师、赵丽娜主治医师的一路支持；感谢中风偏瘫及妇科专家李见医师、皮肤专家李纬主治医师、内外妇儿专家巨跃平主任医师、大隐道医徐树春主任医师对本书提出的宝贵意见；感谢中南博集天卷文化传媒有限公司资深编辑李彩萍的精心策划和图文编辑；感谢广大读者和网友对我的信任和鼓励；感谢家人对我的全面贴心支持。

张鹤瑶

2016年3月28日，于北京

图书在版编目（CIP）数据

女人不发胖、容颜好、不生病，化瘀通络是关键 / 张鹤瑶著. —南京：江苏凤凰科学技术出版社，2016.5
ISBN 978-7-5537-6255-5

Ⅰ. ①女… Ⅱ. ①张… Ⅲ. ①女性－祛瘀－通络－养生（中医）－基本知识 Ⅳ. ①R212

中国版本图书馆CIP数据核字（2016）第066615号

女人不发胖、容颜好、不生病，化瘀通络是关键

著　　者　张鹤瑶
责任编辑　庞啸虎
责任监制　曹叶平　方　晨

出版发行　凤凰出版传媒股份有限公司
　　　　　江苏凤凰科学技术出版社
出版社地址　南京市湖南路1号A楼，邮编：210009
出版社网址　http://www.pspress.cn
经　　销　凤凰出版传媒股份有限公司
印　　刷　北京嘉业印刷厂

开　　本　718mm×1000mm　1/16
印　　张　16.5
插　　页　4
字　　数　200 000
版　　次　2016年5月第1版
印　　次　2020年2月第2次印刷

标准书号　ISBN 978-7-5537-6255-5
定　　价　38.00元